Infektionskrankheiten

Heiko Herwald

Infektionskrank-heiten

Geschichte, Medizin, Wissenschaft, Wirtschaft, Politik und ihre Wechselwirkungen

Geleitwort von Konrad Reinhart

Mit 45 Abbildungen

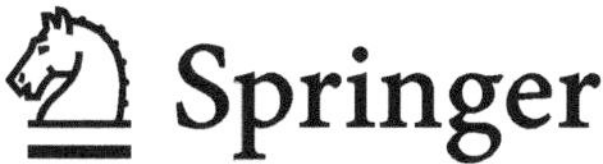

Heiko Herwald
Biomedical Center (BMC)
Lund University
Lund, Sweden

ISBN 978-3-662-58518-4   ISBN 978-3-662-58519-1   (eBook)
https://doi.org/10.1007/978-3-662-58519-1

Die Deutsche Nationalbibliothek verzeichnet diese Publikation in der Deutschen National-
bibliografie; detaillierte bibliografische Daten sind im Internet über http://dnb.d-nb.de ab-
rufbar.

Springer

Umschlaggestaltung: deblik Berlin
Fotonachweis Umschlag: © Adobe Stock/Paulista

Springer ist ein Imprint der eingetragenen Gesellschaft Springer-Verlag GmbH, DE und
ist ein Teil von Springer Nature.
Die Anschrift der Gesellschaft ist: Heidelberger Platz 3, 14197 Berlin, Germany

Geleitwort

Heiko Herwald ist es gelungen, ein faszinierendes, längst überfälliges Buch über die zu lange vergessene, fortbestehende, anwachsende und eklatant unterschätzte Bedrohung durch Infektionskrankheiten und Sepsis zu schreiben.

Eine Bedrohung, die nicht nur durch aktuelle Pandemien, wie Ebola, und die Erinnerung an den Ausbruch der Spanischen Grippe vor 100 Jahren, die mit geschätzten 50–100 Millionen Todesfällen mehr Opfer forderte als der Erste und Zweite Weltkrieg zusammen, sondern auch durch aktuelle Zahlen über die Häufigkeit von Todesfällen, die heutzutage durch Infektionen und Sepsis selbst, z. B. in hochentwickelten Industrienationen wie Deutschland und den USA, bedingt ist. Bei den 18,6 Millionen Bürgern, welche 2015 in Deutschland im Krankenhaus behandelt wurden, bestanden in über 4,1 Millionen Fällen eine Infektion und/oder eine Sepsis. Über 240.000 dieser Patienten verstarben, 75.000 dieser Patienten hatten eine Sepsis. Angesichts von jährlich 1,67 Millionen Sepsisfällen mit über 260.000 Sepsistoten in den USA und der Tatsache, dass Sepsis mit jährlich 27 Milliarden Dollar der Kostenfaktor Nummer eins bei den Behandlungskosten im Krankenhaus ist, sprechen dort die Medien von einer Sepsiskrise.

Noch zu Beginn des 19. Jahrhunderts war bei Ärzten, aber auch im öffentlichen Bewusstsein und bei der Politik tief verankert, dass von den drei Hauptfeinden der Menschheit – Infektionskrankheiten, Hunger und Krieg – Infektionskrankheiten mit Abstand am meisten Leben kosten. Durch das verstärkte Auftreten der sogenannten Zivilisationskrankheiten, wie Herz- und Gefäßerkrankungen, Krebs und Diabetes, rückten diese stärker in das öffentliche Bewusstsein und bestimmten damit auch die Ausrichtung in der Forschung und der gesundheitlichen Aufklärung. Die Ursachen für die großen Fortschritte im Kampf gegen Infektionskrankheiten, wie Vorbeugung, dramatische Verbesserungen im Sanitärbereich, die Gewährleistung von sauberem Wasser, die Einführung von Hygiene, Desinfektionsmaßnahmen sowie Impfungen und nicht zuletzt die Behandlung mit antimikrobiellen Substanzen, haben erheblich zu der falschen Annahme beigetragen, dass Infektionskrankheiten als besiegt galten.

Es ist das absolute Verdienst dieses Buches, dass es einleitend im Kontext der Beschreibung der Entstehung der Erde und des Zustandekommens des Lebens auf der Erde die konstituierende Bedeutung von Bakterien für die Entwicklung von höher stehenden Lebewesen, bis hin zum Menschen, erläutert. Beleuchtet wird auch, dass der Mensch einerseits ohne die Tatsache, dass er in enger Symbiose mit mehr Bakterien existiert, als sein Körper über Einzelzellen verfügt, nicht lebensfähig wäre. Er aber andererseits permanent auf ein intaktes Immunsystem und die Integrität der natürlichen Körperbarrieren angewiesen ist, um das Eindringen dieser Mitbewohner in das Blut bzw. einzelne Organe zu verhindern, da sie dort zu einer tödlichen Gefahr durch das Auslösen einer Sepsis werden können.

Das Buch ist auch deshalb sehr lesenswert und für jedermann hilfreich, weil es auf die Bedeutung von Impfungen und die Beachtung der Hygieneregeln zum Selbstschutz aufmerksam macht. Es wird nicht nur sehr anschaulich die Entwicklung des Verständnisses der Infektionskrankheiten von der Gilgamesch-Zeit über Hippokrates, Robert Koch, Louis Pasteur u. v. a. beschrieben, sondern auch deutlich gemacht, wie durch die Arbeit von Pionieren, wie Semmelweis, Lister und Jenner, das Verständnis über die Vorbeugungsmöglichkeiten durch Hygienemaßnahmen und Impfungen vorangetrieben wurde. Das Buch ist erfreulicherweise auch deshalb sehr interessant, weil es die von Betroffenen und von Fachgesellschaften und Experten vorangetriebenen Initiativen und Forderungen beschreibt, welcher es bedarf, damit das Thema bei den Entscheidungsträgern in der Politik und im Gesundheitswesen den Stellenwert einnimmt, der zwingend nötig ist, um die Patienten durch mehr Aufklärung über Vorbeugungsmöglichkeiten und das Erkennen von Frühsymptomen besser vor Infektionen und damit Sepsis zu schützen. Die öffentliche Aussage des derzeitigen Generaldirektors der WHO, Dr. Tedros, „Es ist eine Tragödie, dass die Mehrzahl der jährlich über 6 Millionen Toten, darunter eine Million Babys, vermeidbar ist", macht deutlich, dass es sich bei Sepsis um die Nummer eins bei den vermeidbaren Todesfällen handelt. Deshalb besteht dringender Handlungsbedarf für breite und auch differenzierte Aufklärung, wie sie dieses Buch bietet.

Prof. Dr. Konrad Reinhart, ML
Senior Professor
Jena University Hospital
BIH Visiting Professor/Stiftung Charité

Vorwort

Wie sind Mikroben entstanden? Was ist eine Sepsis und wie kann man sie behandeln? Warum wird es immer schwerer, sich vor ihr zu schützen? Wie funktioniert unser Immunsystem? Das vorliegende Buch gibt nicht nur Antworten auf diese Fragen, es behandelt auch viele andere Themen. So führt es uns beispielsweise zu der Lechuguilla-Tropfsteinhöhle in New Mexico, die uns eine Geschichte über Antibiotikaresistenzen erzählt. Wir lernen, wie Bakterien die chemische Evolution vorangetrieben haben und warum sie für die Entstehung von komplexen Lebensformen verantwortlich sind. Außerdem erfahren wir, wie das Wissen über Mikroben zur Entwicklung von perfiden biologischen Waffen missbraucht werden kann. Es werden aber auch Tipps und Ratschläge gegeben, um sich vor Infektionen zu schützen. Dies ist wichtig, da die Pharmaindustrie ein zu geringes Interesse zeigt, neue Antibiotika zu entwickeln. Es wird diskutiert, warum dies nur im Kontext von wirtschafts- und gesundheitspolitischen Maßnahmen zu verstehen ist und dass ein sofortiges politisches Umdenken stattfinden muss. Denn nur so kann ein weiterer Anstieg von lebensbedrohlichen Infektionskrankheiten verhindert werden.

Heiko Herwald
Lund

Herbst 2018

Kurzbiographie

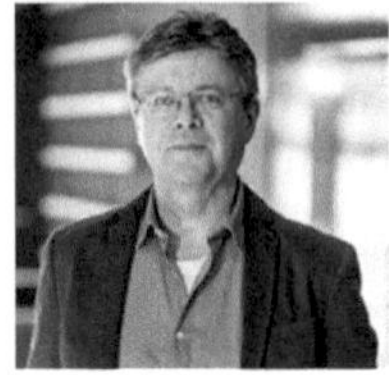

Heiko Herwald
geboren in Münster/Westfalen, studierte Chemie an der Westfälischen Wilhelms-Universität Münster. Zur Promotion wechselte er an die Johannes Gutenberg Universität in Mainz, wo er über die menschliche Blutgerinnung forschte. In dieser Zeit knüpfte er auch erste Kontakte zur Abteilung für zelluläre und molekulare Biologie an der Universität Lund in Schweden. Da sich aus dieser Kooperation eine erfolgreiche Zusammenarbeit entwickelt hatte, beschloss er, nach der Promotion seine Forschungstätigkeiten in Lund fortzusetzen. Dort untersucht er seit 1995 die Wechselwirkungen von bakteriellen Pathogenen mit der Blutgerinnung. Im Oktober 2008 erfolgte seine Ernennung zum Professor für medizinische mikrobielle Pathogenese an der Universität in Lund. Sechs Jahre später erhielt er eine Gastprofessur an der Karls-Universität in Prag (Tschechien). Im Laufe seiner mehr als 30-jährigen wissenschaftlichen Karriere hat Heiko Herwald über 100 wissenschaftliche Artikel publiziert. Zusammen mit einem Kollegen gründete er 2009 eine wissenschaftliche Zeitschrift, die Forschungsbeiträge zum Thema der angeborenen Immunität veröffentlicht.

Danksagung

Ich möchte mich ganz herzlich bei meiner Mutter, Hildegard Herwald, bedanken, da dieses Buch ohne ihre kritischen Rückmeldungen und Ratschläge nicht zustande gekommen wäre.

Außerdem möchte ich mich bei Prof. Konrad Reinhart für seine Informationen bzgl. der Interessenverbände bedanken, die sich für Sepsispatienten und deren Angehörige einsetzen.

Inhaltsverzeichnis

1	**Prolog**	1
2	**Sepsis, die große Unbekannte**	5
3	**Mikroorganismen und die Entstehung des Lebens**	7
3.1	Die physikalische Evolution	8
3.2	Die Entstehung des Lebens	9
3.3	Die chemische Evolution	10
3.4	Die biologische Evolution	12
4	**Viren, Bakterien und andere Mikroorganismen**	15
4.1	Viren	16
4.2	Bakterien	21
4.3	Hefen und Pilze	23
5	**Wie Mikroorganismen unser Weltbild prägten**	27
5.1	Epidemien und Seuchen als Strafe Gottes	28
5.2	Das klassische Zeitalter der Bakteriologie	30
5.3	Maßnahmen zur Bekämpfung von Infektionen: Quarantäne, Hygiene, Impfungen und Antibiotika	34
5.4	Biologische Kampfstoffe	50
6	**Wie Antibiotika wirken**	65
6.1	Die bakterielle Zellwand	67
6.2	Blockierung der DNS-Replikation und RNS-Synthese	68
6.3	Die bakterielle Proteinsynthese	70
6.4	Schmalspektrumantibiotika kontra Breitbandantibiotika und Reserveantibiotika	73
6.5	Verwendung von Antibiotika in europäischen Krankenhäusern	74
7	**Die Entstehung und Verbreitung von Antibiotikaresistenzen**	75
7.1	Wehret den Anfängen!	76
7.2	Resistenzen im heutigen Europa	77
7.3	Wie entstehen Resistenzen gegen Antibiotika?	78
7.4	Die Bakterien schlagen zurück	80
8	**Sepsis: Definitionen und Wirkungsweisen**	83
8.1	Die angeborene und erworbene Immunität	84
8.2	Der Begriff Sepsis: Versuch einer Definition	89
8.3	Klinische Fakten zur Sepsis	92
8.4	Klinische Symptome einer Sepsis	93

9   Behandlungsmethoden bei schweren Infektionskrankheiten 97
9.1   Internationale Leitlinien für das Management von schweren
      Infektionskrankheiten 98
9.2   Aktuelle Behandlungsmethoden 98

10   Neue Konzepte zur Behandlung von Infektionserkrankungen 101
10.1 Präzisionsmedizin und personalisierte Medizin 102
10.2 Präzisionsmedizin und Sepsis 105

**11   Die Entwicklung neuer Medikamente zur Behandlung von
      schweren Infektionskrankheiten** 111
11.1 Zivilcourage und Gesundheitsbehörden 112
11.2 Wissenswertes über die Entwicklung und Vermarktung von
      Arzneimitteln 113
11.3 Der Patient als Wirtschaftsfaktor 116

12   Politik und Infektionskrankheiten 121
12.1 Stakeholders und ihr politischer Einfluss 122
12.2 Interessenverbände zur Bekämpfung von Infektionskrankheiten 123
12.3 Verbot von Reserveantibiotika in der Tierhaltung – eine dringliche
      politische Aufgabe 126

13   Praktische Tipps zum Selbstschutz 129

14   Epilog 133

Erratum zu: Sepsis: Definitionen und Wirkungsweisen E1

Serviceteil
Bildnachweise 136
Stichwortverzeichnis 139

Prolog

© Springer-Verlag GmbH Deutschland, ein Teil von Springer Nature 2019
H. Herwald, *Infektionskrankheiten*, https://doi.org/10.1007/978-3-662-58519-1_1

1

Im Unerklärlichen liegt oft der Ursprung des Mystischen und daher spielen Krankheit und Tod in den meisten Kulturkreisen und ihren Religionen eine große Rolle. So auch in der griechischen Mythologie. Die Büchse der Pandora ist ein solches Beispiel. Es wird auch heute noch gerne bemüht, da ihre Geschichte trotz des mehr als tausendjährigen Alters immer wieder als Quelle für neue Ideen und Denkansätze dienen kann. In der Sage wird berichtet, dass Zeus einmal mehr auf die Menschheit zornig war und sie daher aufs Neue bestrafen wollte. Aus diesem Grunde ließ er eine Frau aus Lehm anfertigen, die uns als Pandora in Erinnerung bleiben soll (◨ Abb. 1.1).

Nachdem ihr Leben eingehaucht worden war, bekam sie eine Büchse als Geschenk, in der sich alle auch nur erdenklichen Arten des Übels versammelt hielten. Mit diesem Präsent versehen, schickte Zeus Pandora zur Erde, wo sie trotz aller eingehenden Warnungen ihrer Neugier nicht widerstehen konnte und die Büchse öffnete. Sofort kamen Elend, Mühen und Krankheiten herausgekrochen und verbreiteten sich auf der gesamten Erde, die dadurch zu einem trostlosen Ort werden sollte. Erschreckt von dem, was sie soeben angerichtet hatte, schloss Pandora die Ursache des Übels, in der bis auf die

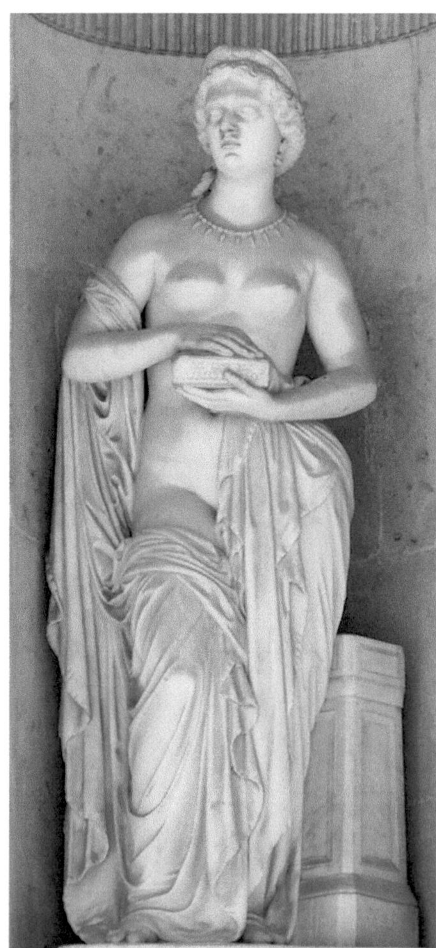

◨ **Abb. 1.1**   Pandora Statue (1861) von Pierre Loison (1816–1886)

Hoffnung alles den Weg in die Freiheit gefunden hatte. Von Leid geplagt, begann die Hoffnung nun zu klagen, dass sie ebenfalls aus ihrer Gefangenschaft befreit werden wolle. Schließlich gab Pandora diesem Wunsch nach und entließ auch die Hoffnung in die nun von Unheil gestrafte Welt.

Man kann sich über die Rolle der Hoffnung streiten. Der Philosoph Friedrich Nietzsche z. B. kam zu dem Schluss, dass die Hoffnung das Übelste aller Übel sei. In Bezug auf lebensbedrohliche Krankheiten trifft dies oft zu. Viele schwerkranke Menschen sind bereit, immer noch mehr Schmerzen, Strapazen und Qualen auf sich zu laden, um nicht die Hoffnung auf eine eher unwahrscheinliche aber letztlich dann doch aussichtslose Genesung aufgeben zu müssen. Ähnlich verhält es sich bei schweren Infektionskrankheiten und der Hoffnung auf Heilung durch Antibiotika. Dachte man noch Mitte des letzten Jahrhunderts, dass Antibiotika das Ende aller Infektionskrankheiten bedeuten würde, weiß man heute, dass dieser Glaube trügt. Schlimmer noch: Das Gegenteil ist der Fall. Da man sich jahrzehntelang in Sicherheit gewogen fühlte, wurde versäumt, die Forschung im Bereich der Infektionsmedizin genügend voranzutreiben.

Die Konsequenzen sind verehrend; bei vielen Patienten versagt eine Antibiotikabehandlung, wiederum andere infizieren sich im Krankenhaus mit resistenten Keimen und die Pharmaindustrie hat es nicht geschafft, neue und effiziente Medikamente zu entwickeln. All dies hat fatale Konsequenzen und wenn nicht bald ein drastisches Umdenken in Politik, Medizin und Forschung stattfindet, werden Infektionskrankheiten ein unlösbares Problem darstellen. Auch wenn die öffentlichen Medien vermehrt über schwere Infektionskrankheiten berichten, so ist es in weiten Teilen der Bevölkerung noch nicht bekannt, dass es sich hier um eine Gefahr handelt, die jeden betreffen kann und die mit sehr hohen Erkrankungs- und Sterblichkeitsraten verknüpft ist.

Nicht alle teilen Nietzsches Auffassung von Hoffnung. Denn für viele Menschen ist sie eine innere Antriebskraft, um Missstände zu beheben und Lösungen herbeizuführen. So ist es das Ziel dieses Buches, nicht nur auf die Gefahren und Risiken schwerer Infektionskrankheiten aufmerksam zu machen, sondern auch neue Wege aufzuzeigen, die man beschreiten kann, um sich selber zu schützen oder einer weiteren Ausbreitung entgegenzuwirken. Dazu wird im Folgenden das Krankheitsbild schwerer Infektionskrankheiten mit seinen Komplikationen und Behandlungsmöglichkeiten beschrieben. Es wird außerdem auf den geschichtlichen Aspekt eingegangen und berichtet, wie es zur Entdeckung von Antibiotika kam und wie Antibiotikaresistenzen entstehen konnten. Des Weiteren wird erläutert, warum die Pharmaindustrie ein geringes Interesse an der Behandlung von Infektionskrankheiten hat und wieso die Politik hier versagt hat. Es wird über die verbleibenden Optionen der Medizin berichtet und diskutiert, welche Wege die Infektionsforschung gehen muss und wie man es selber vermeiden kann, infiziert zu werden. Die Zeit drängt und ein baldiges Umdenken und Handeln ist notwendig, um zu verhindern, dass Infektionskrankheiten zu einem kaum lösbaren gesamtgesellschaftlichen Problem werden.

Sepsis, die große Unbekannte

© Springer-Verlag GmbH Deutschland, ein Teil von Springer Nature 2019
H. Herwald, *Infektionskrankheiten*, https://doi.org/10.1007/978-3-662-58519-1_2

2

Sepsis ist ein medizinischer Ausdruck, der im deutschen Sprachgebrauch nicht häufig verwendet wird und daher auch vielen Menschen weitgehend unbekannt ist. Dabei gibt es kaum eine andere Krankheit, die ein so breites Spektrum von Beschwerden und gesundheitlichen Problemen hervorrufen kann. Die Symptome einer Sepsis sind jedoch den meisten Menschen vertraut. So hat sehr wahrscheinlich jeder schon einmal von einer Blutvergiftung gehört oder kennt jemanden, der im Krankenhaus an einer Lungenentzündung gestorben ist. Auch sind Komplikationen wie Hirnhaut- und Blinddarmentzündung keine Begriffe, die man unbedingt im Lexikon nachschlagen muss.

Aber was haben diese Krankheiten gemeinsam und wie kommt dabei die Sepsis ins Spiel? Die Antwort ist, dass die beschriebenen Krankheitsbilder durch Infektionen ausgelöst werden können. Mikroorganismen, auch als Mikroben bezeichnet, haben dabei eine Schlüsselfunktion. Wie es der Name bereits vermuten lässt, handelt es sich hierbei um Kleinstlebewesen, die man nur mit optischen Hilfen wie einem Mikroskop visualisieren kann. Mikroorganismen, wie beispielsweise Bakterien, umgeben uns überall. Wir atmen sie mit jedem Atemzug ein, sie leben auf unserer Haut oder übernehmen wichtige Funktionen in unserem Körper. Unser ständiger Kontakt mit diesen Lebensformen hat zur Folge, dass die meisten bakteriellen Spezies eine Allianz mit unseren Körpern geschaffen haben, die für beide Partner profitabel, ja oft sogar lebensnotwendig ist.

Aber leider gibt es immer wieder die bekannten Ausnahmen von der Regel und so kann es vorkommen, dass einige Mikroorganismen eben auch lebensbedrohliche Infektionen auslösen können. Aber wie kann es geschehen, dass sich diese kleinen Lebensformen so unterschiedlich verhalten können? Der Grund liegt in ihrer Vielfalt. Es gibt Schätzungen, dass es auf der Erde mehr als 8 Millionen unterschiedliche Arten von Bakterien gibt und nur in einem einzigen Menschen über zehntausende verschiedene Spezies vorkommen können. Die bakterielle Zusammensetzung ist zudem von Person zu Person verschieden und kann durch Lebensraum, Lebenswandel und Gesundheitszustand stark beeinflusst werden.

Bei anderen Mikroorganismen wie Viren und Hefen verhält es sich ähnlich, auch wenn die Artenvielfalt nicht so hoch ist wie bei Bakterien. Wie viele verschiedene Mikroorganismen schwere Infektionskrankheiten auslösen können, ist fast unmöglich zu bestimmen, und ihre Zahl ist zu groß, als dass man sie alle erforschen kann. Hinzu kommt, dass krankheitserregende Bakterien im Körper so viele schädliche Reaktionen hervorrufen können, dass es ausgeschlossen ist, sie alle gleichzeitig zu untersuchen. Die moderne Forschung hat daher bislang nur in Teilbereichen herausfinden können, wie Bakterien, Viren, Hefen und andere Pathogene schwere Infektionskrankheiten verursachen können.

Dieses Wissen reicht leider aber nicht aus, um den kompletten Krankheitsverlauf zu verstehen. Zwar wird weiterhin gewissenhaft geforscht und es werden viele neue Erkenntnisse gewonnen, aber bedauerlicherweise ist der große medizinische Durchbruch noch nicht gelungen und es ist auch nicht abzusehen, dass er in naher Zukunft erfolgen wird. In vielen dieser Projekte wird die Interaktion von Mikroben und dem menschlichen Organismus untersucht. Um im Weiteren detaillierter auf diese Wechselwirkungen eingehen zu können, ist es zunächst wichtig, etwas mehr über die Entstehung und den Aufbau von Mikroorganismen und ihre Wirkungsweisen mit dem menschlichen Wirt zu erfahren.

Mikroorganismen und die Entstehung des Lebens

3.1   Die physikalische Evolution – 8

3.2   Die Entstehung des Lebens – 9

3.3   Die chemische Evolution – 10

3.4   Die biologische Evolution – 12

3.1 Die physikalische Evolution

Jede Lebensform benötigt einen geeigneten Lebensraum. Auch wenn die Erde heute ein idealer Ort für eine Vielzahl von Lebensarten ist, war sie nach ihrer Entstehung lange unbewohnbar. Der Planet, der sich vor ca. 4,6 Milliarden Jahren aus Gas und Staub formte und durch die Schwerkraft zusammengehalten wurde, hatte nur wenig mit der Erde gemeinsam, wie wir sie heute kennen. Die Entwicklung zu dem blauen Planeten, auf dem wir leben, dauerte mehrere Milliarden Jahre. Dazu waren gewaltige Veränderungen notwendig, die in der Wissenschaft als physikalische, chemische und biologische Evolution bezeichnet werden.

Die physikalische Evolution begann mit der Entstehung der Erde. Viele Millionen Jahre mussten vergehen, um aus der Gasmasse einen Planeten mit einem Kern, einem Erdmantel und einer Atmosphäre entstehen zu lassen. Diese Metamorphose konnte geschehen, weil die Erde an Masse durch Kollisionen mit sogenannten Protoplaneten stetig zunahm. Mit jedem Zusammenstoß kam es zu einer Verschmelzung des eingedrungenen Kometen mit der Erde. Dies führte nicht nur zu einem Anstieg an Masse und Schwerkraft, sondern auch zu einer enormen Freisetzung von Wärme. Zudem trug auch der radioaktive Zerfall von Atomen im Erdkern zu einem weiteren Temperaturanstieg bei. Durch die entstandene Hitze konnte das durch den Einschlag eingeschleppte Eisen und Nickel schmelzen und in das Innere der Erde sinken. Die weniger schweren Bestandteile blieben außen und trugen zur Bildung der Erdkruste bei. Da Kometen neben Gesteinsfragmenten auch aus gefrorenem Wasser bestehen, erhöhte sich mit jedem Einschlag der Wassergehalt der Erde.

Die Kollision mit Kometen war aber nicht ungefährlich. So stieß vor ca. 4,5 Milliarden Jahren ein marsgroßer Protoplanet namens Theia mit der Erde zusammen. Lange glaubte man, dass Theia die Erde nur gestreift habe. Dies hätte, so die damalige Meinung der Wissenschaftler, nicht nur zur vollständigen Zerstörung von Theia geführt, sondern auch dazu, dass Material aus der Erdkruste in die Umlaufbahn der Erde geschleudert worden sei. In der Erdumlaufbahn hätten sich die Bruchstücke aus Theia und Erdkruste dann zum zusammengefügt. Wenn diese Hypothese stimmen würde, müsste die Zusammensetzung der Erde sich von der des Mondes unterscheiden. Isotopenuntersuchungen mit Mondgestein haben aber ergeben, dass dies nicht so ist.

Daher wurde in den letzten Jahren ein neues Erklärungsmodell, die sogenannte Synestia-Theorie, entwickelt. Sie geht davon aus, dass die Kollision mit Theia zu einer vollständigen Verdampfung der Erde führte (◘ Abb. 3.1). Aus dieser Gaswolke entstand zuerst der Mond und anschließend eine neue Erde. Die Synestia-Theorie würde zwar erklären, warum Erde und Mond eine fast identische geochemische Zusammensetzung ausweisen, aber sie ist nicht unumstritten, da bisher kein Beispiel einer ähnlichen Planetenentstehung nachgewiesen werden konnte.

Nach der Kollision mit Theia kam es zu keinen weiteren Zusammenstößen diesen Ausmaßes. Die Kollisionen mit Kometen wurden zudem seltener und so konnte sich die Erde langsam abkühlen. Inzwischen hatte sich auch eine Atmosphäre aufgebaut. Sie bestand hauptsächlich aus Wasserdampf aber auch aus Gasen wie Kohlenstoffmonoxid, Kohlenstoffdioxid und Schwefelwasserstoff sowie Helium, Methan und Ammoniak, die teilweise aus dem Erdinneren freigesetzt worden waren. Als die Temperatur auf der

■ **Abb. 3.1** Kollision von
Theia mit der Erde

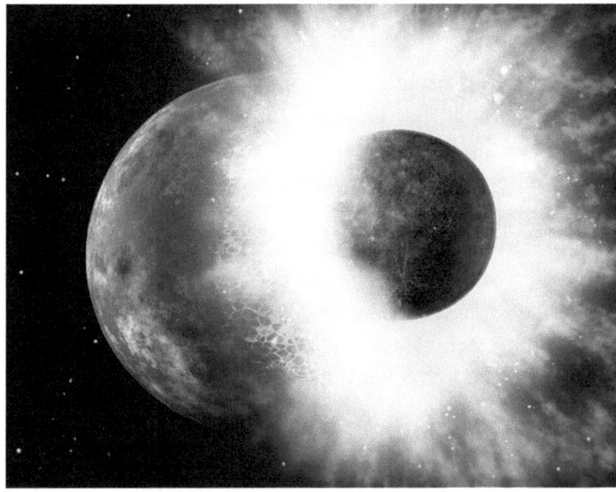

Erdoberfläche einen Wert unterhalb des Siedepunkts von Wasser erreicht hatte, begann
der Wasserdampf zu kondensieren. Forscher sprechen von einem 40.000 Jahre andau-
ernden Regen, der letztendlich zur der Entstehung der Ozeane geführt hat. Da weiterhin Gase aus der fragilen Erdkruste austraten, bestand die Atmosphäre jetzt hauptsächlich aus Stickstoff, Kohlendioxid, Schwefelwasserstoff und Edelgasen. Leichte Gase wie
Wasserstoff und Helium verflüchtigten sich im Weltraum und andere aus dem Erdinneren freigesetzte Gase wurden aufgrund der hohen UV-Strahlung in Stickstoff und Kohlendioxid zersetzt.

3.2 Die Entstehung des Lebens

Nachdem die physikalische Entwicklung der Erde abgeschlossen war, folgten die chemische und die biologische Evolution. Da beides nicht ohne die Existenz von Bakterien
möglich gewesen wäre, musste sich zuerst Leben auf der Erde entwickeln. Wie aber definiert man Leben? Um diese Frage zu beantworten, bietet sich eine naturwissenschaftli-
che Erklärung an. In der Biochemie wird beispielsweise Leben als die Fähigkeit eines
Organismus bezeichnet, sich zu replizieren und lebenswichtige Informationen an Nachkommen weiterzugeben. Bei diesen Vorgängen spielt Wasser eine essenzielle Rolle. Daher konnte sich Leben auch erst nur dann auf der Erde entwickeln, als die Erdoberflä-
chentemperaturen so niedrig waren, dass aus Wasserdampf flüssiges Wasser werden
konnte.

Neben Wasser wurden aber noch andere wichtige Bestandteile wie Phosphor,
Schwefel und Stickstoff benötigt, um Leben entstehen lassen zu können. Wie diese auf
die Erde gelangen konnten, ist nicht eindeutig bewiesen. Forscher wie Thomas Henning
und Dmitry Semenov vom Max-Planck-Institut für Astronomie in Heidelberg vermuten, dass einige der benötigten Bausteine von Meteoriten stammen. In ihren Modellen
haben sie berechnet, dass ein Meteorit eine ideale Größe haben muss, damit sein le-
bensbringendes Kargo unbeschadet die Erde erreichen kann.

Wäre ein Meteorit zu klein, würde er in der Erdatmosphäre verglühen. Dahingegen be-stünde bei zu großen Meteoriten die Gefahr, dass sie mit einer zu hohen Geschwindigkeit auf die Erde einschlügen. Ideal sei ein Meteorit mit einem Radius, der zwischen 40 und 80 Metern liegt. Bei seinem Aufprall wäre es möglich, dass Trümmerteile in umliegende Flüsse, Teiche oder andere Gewässer gelängen. Auch hier ist die Größe wichtig. Wenn bei-spielsweise ein Meteorit in einem Ozean einschlägt, würden sich seine Bestandteile über eine sehr große Fläche verteilen und wären nicht mehr in der Lage, miteinander zu inter-agieren. In ihren Berechnungen verwenden Thomas Henning und Dmitry Semenov daher Modelle von Gewässern, deren Größe nur wenige Kubikmeter betragen. In diesen tüm-pelartigen Wasserstellen sei es möglich gewesen, dass sich aus den Meteoritbruchteilen die Bausteine lösten, aus denen sich selbstreplizierende Ribonukleinsäuren entwickeln konnten. Die beiden Forscher wurden 2018 für ihre Arbeiten mit dem Cozzarelli-Preis ausgezeichnet.

Für die Entstehung von Leben bedurfte es allerdings noch eines weiteren Schrittes. Denn frei schwimmende Ribonukleinsäuren hätten auf Dauer nicht zu einer koordi-nierten Replikation geführt. Erst nachdem sie von einer Zellmembran ummantelt wur-den, waren alle Voraussetzungen gegeben, dass sich einzellige Organismen bilden konnten. Eine Zellmembran muss gleich mehrere Funktionen erfüllen. Sie muss in der Lage sein, ihre Größe zu ändern und eine Zellteilung zulassen. Zudem muss sie verhin-dern, dass Ribonukleinsäuren aus der Zelle austreten oder von außen Substanzen in die Zelle eindringen. Mit der Entwicklung einer solchen Urzelle, auch als Protozelle be-zeichnet, war der Grundstein für die weitere Entstehung allen Lebens gelegt. So erschu-fen die Nachfahren der Protozelle einen primitiven Stoffwechselmechanismus, der für die Energiegewinnung notwendig war.

Es wurden neben Ribonukleinsäuren noch weitere Bausteine verwendet, um intra-zelluläre Prozesse zu steuern, und es bildete sich der genetische Code. Dieser Prozess dauerte mehrere Millionen Jahre und führte zur Besiedlung der Erde mit Mikroorga-nismen, die sich kontinuierlich weiterentwickeln konnten. Ihrer unermüdlichen Arbeit ist es zu verdanken, dass auf der Erde die chemischen Voraussetzungen geschaffen wur-den, die uns heute ein Leben auf unserem Planeten erlauben.

3.3 Die chemische Evolution

Abgesehen von der Fähigkeit, sich zu vervielfältigen und Erbinformationen weiterzu-geben, muss eine Zelle in der Lage sein, sich mit Nährstoffen zu versorgen. Vor ca. 3,5 Milliarden Jahren waren jedoch weder Eiweiße, Fette noch Kohlehydrate vorhanden, die diese Funktion übernehmen konnten. Daher mussten sich die ersten komplexeren Mikroorganismen, auch als Archaeen bezeichnet, mit dem Wenigen begnügen, das ih-nen zur Verfügung stand. Dies waren Gase aus der Erdatmosphäre wie Kohlendioxid, Wasserstoff und Stickstoff sowie eisen- und schwefelhaltige Mineralien.

Die Voraussetzungen für das heutige Sauerstoff-basierende Leben verdanken wir den Cyanobakterien, die vor ca. 2,5 Milliarden Jahren den Grundstein für unsere Exis-tenz legten. Im Gegensatz zu Archaeen waren sie in der Lage, die Energie des Sonnen-lichts in chemische Energie umzuwandeln. Dabei wurde Wasser in seine ursprüngli-chen Bestandteile, nämlich Sauerstoff und Wasserstoff, gespalten. Der entstandene

Sauerstoff konnte sich dann in der Erdatmosphäre anreichern. Dieser Prozess, auch als Photosynthese bezeichnet, zog sich über einen Zeitraum von mehr als einer Milliarde Jahren hin, bis eine Sauerstoffkonzentration in der Atmosphäre erreicht wurde, die der heutigen entspricht. In der Fachliteratur wird dieser Zeitabschnitt manchmal auch als „boring Billion" (langweilige Milliarde) bezeichnet. Jedoch war er alles andere als langweilig, weil in ihm massive chemische Veränderungen stattfanden.

Bevor die Cyanobakterien ihre Arbeit aufnahmen, bestand die Erdoberfläche aus schwarzer erstarrter und eisenhaltiger Lava. Mit der Entstehung von Sauerstoff begann die Erde zu rosten und sie wurde rot. Neben eisenhaltigen Verbindungen wurden aber auch andere metallhaltige Gesteine oxidiert. All dies hatte zur Folge, dass sich die Anzahl der Mineralien auf der Erde von etwa 1500 auf über 4000 erhöhen konnte. Dass diese Vielzahl an Mineralien den Cyanbakterien zu verdanken ist, wird bei einem Vergleich mit Mondgestein deutlich. Obwohl die elementare Zusammensetzung des Mondes mit der von der Erde fast identisch ist, konnten nur etwas mehr als 400 verschiedene Arten von Mineralien in Mondgesteinen nachgewiesen werden. Anerkannte Astrobiologen wie Robert Hazen von der Carnegie Institution in Washington vermuten sogar, dass die Anzahl unterschiedlicher Mineralarten auf einem Planeten auf vergangenes oder existierendes Leben hinweisen.

Mit dem Anstieg des Sauerstoffgehaltes auf der Erde kam es auch zur Bildung einer Ozonschicht und zu einer Abschwächung der UV-Strahlung. Dies wiederum bewirkte eine zusätzliche Abkühlung der Erdatmosphäre, die zur Bildung von Gletschern führte und die Erde mit einer Eisschicht überzog. Kälte- und Hitzephasen wechselten sich ab, weil aktive Vulkane so viel Kohlendioxid ausstießen, dass die Erdatmosphäre wieder weniger UV-Strahlung absorbierte und so das Eis zum Schmelzen gebracht wurde. Auch diese klimatischen Bedingungen haben zu chemischen Reaktionen geführt, die zu Veränderungen der Erdoberfläche beitrugen und die letztendlich auch für die Entstehung unseres heutigen Lebens verantwortlich sind.

Die chemische Evolution verdeutlicht auf eindrucksvolle Art und Weise, wie wichtig das Zusammenspiel von chemischen Vorgängen, Klima und Mikroorganismen war, um einen geeigneten Lebensraum zu schaffen. Dieser Prozess, der über 2 Milliarden Jahre andauerte, veranschaulicht zudem, wie viel Zeit benötigt wurde, ehe sich neues Leben auf eine veränderte Umwelt einstellen konnte. Auch zeigt es, wie empfindlich die Erde auf chemische Veränderungen reagiert und dass es oft Millionen Jahre dauert, bis die resultierenden Folgen offensichtlich werden.

Außer dem Menschen ist es keiner anderen Lebensform gelungen, innerhalb von wenigen Jahrhunderten die Erde nachhaltig chemisch zu verändern. Die Verschmutzung der Atmosphäre durch den Einsatz von fossilen Brennstoffen ist nur ein Beispiel aus einer langen Liste. Viele andere Probleme, wie beispielsweise die Verwendung radioaktiver Materialien zur Energiegewinnung, die Belastung der Meere durch Mikroplastik, der Gebrauch von Pestiziden und Düngemitteln sowie die Verwendung von Baustoffen wie Beton werden ihre Spuren hinterlassen. Dies betrifft nicht nur unsere nächsten Generationen, sondern wird sich im vollen Umfang nach Millionen von Jahren bemerkbar machen. Wie und in welcher Weise lässt sich aus heutiger Sicht nicht vorhersagen, aber es sollte uns zu denken geben, welche Verantwortung wir für unseren Planeten tragen.

3.4 Die biologische Evolution

Sowohl Archaeen als auch Bakterien zählen zu den einzelligen Lebewesen. Ihnen ist gemeinsam, dass sie weder einen Zellkern noch andere Organellen besitzen. Wann sich die ersten Zellen mit einem Zellkern, auch als Eucyten bezeichnet, entwickelt haben, konnte bislang nicht vollständig geklärt werden. So schlagen Untersuchungen an Fossilen einen Zeitrahmen vor, der von vor ca. 1,4 Milliarden Jahre bis zu über 2 Milliarden Jahre reicht. Eucyten haben für die Erschaffung von Leben, so wie wir es heute kennen, eine wesentliche Bedeutung, da ohne ihre Existenz die Entwicklung komplexer multizellulärer Lebensformen nicht möglich gewesen wäre. Wie es zur ihrer Entstehung kam, konnte bis jetzt nicht eindeutig bewiesen werden und wurde lange in der Fachliteratur kontrovers diskutiert.

Gegenwärtig hat sich die Endosymbiontentheorie durchgesetzt. Neuste Befunde von Thijs J. G. Ettema, der an der schwedischen Universität in Uppsala forscht, legen nahe, dass Archaeen bei diesen Prozessen eine wichtige Rolle spielten. Um sich mit Nahrung zu versorgen, mussten sich Archaeen u. a. auch von kleineren Bakterien ernähren. Diese wurden einverleibt und in ihre nährstoffreichen Bestandteile zerlegt. Manche Bakterien konnten sich jedoch ihrer Abtötung widersetzen und begannen, sich in ihrem neuen Wirt fortzupflanzen. Da sie im Zellinneren hinreichend mit Nahrung versorgt wurden, waren sie in der Lage, ihren eigenen Lebenszyklus mit jeder Teilung dem ihrer Umgebung anpassen. Das parasitäre Dasein hatte aber zur Folge, dass die interzellulären Bakterien mit der Zeit die Fähigkeit verloren, ein autonomes Leben zu führen. Im Gegenzug übernahmen sie dafür wichtige Funktionen. Sie bildeten z. B. einen Zellkern, um die Zellteilung zu regeln, Mitochondrien, um den Energiehaushalt zu steuern, oder Chloroplasten, um Photosynthese betreiben zu können.

Somit wurde aus dem symbiotischen Zusammenleben zweier primitiver Lebensformen ein neuer Organismus erschaffen, der zwar immer noch einzellig war, aber einen deutlich komplexeren Aufbau hatte. Bevor sich aber aus Eucyten neue multizelluläre Lebensformen bilden konnten, mussten noch einmal mehrere hundert Millionen Jahre vergehen. Denn erst mit der Entstehung einer Sauerstoff-haltigen Atmosphäre wurden die letzten Voraussetzungen für unsere gegenwärtige Artenvielfalt geschaffen. Vor ca. 600 Millionen Jahren war es dann soweit. Cyanobakterien hatten so viel Sauerstoff produziert, dass die Evolution einen Schritt weitergehen konnte.

Vielzeller oder auch Metabionta genannt sind Organismen, bei denen sich die Zellen zu einem Verbund vereinigt haben, um so unterschiedliche Funktionen übernehmen zu können. Dazu mussten sie lernen, sich miteinander zu verbinden, sich gegenseitig mit Informationen zu versorgen und wie sie sich unterschiedlich voneinander zu entwickeln. Schwämme und Algen zählen zu den ältesten derzeit noch vorkommenden primitiven Organismen. Damals wie heute zeichnen sie sich durch ihren niedrigen Entwicklungsstand aus und sind daher interessante Versuchsobjekte für Evolutionsbiologen.

Die Studien haben u. a. auch maßgeblich dazu beigetragen, dass wir die Entstehung der heutigen Tier- und Pflanzenwelt besser verstehen. Schwämme besitzen beispielsweise weder Organe noch Muskeln. Diese formten sich später, z. B. bei den Neumündern (Deuterostomia), die zur besseren Nahrungsaufnahme mit einem Mund, Darm und

Anus ausgestattet waren. Kompliziertere Lebewesen folgten, die mit weiteren Organen und einem zirkulierenden Kreislauf versehen waren.

Wie bei den Schwämmen verlief die Evolution von Algen ebenfalls über verschiedene Entwicklungsstufen. So entstanden erst niedere Pflanzen wie Moose, Farne und Schachtelhalme, bevor sich unsere heutige Flora entwickeln konnte. Neben der Tier- und der Pflanzenwelt hat sich eine dritte Lebensform aus primitiven zellkernhaltigen Einzellern entwickelt, die auch als Hefen oder Pilze bezeichnet werden.

Verlief die Entwicklung anfangs schleppend, legte die Evolution vor ca. 550 Millionen Jahren einen Zwischenspurt ein. Die „Kambrische Explosion" bezeichnet eine 5–10 Millionen Jahre andauernde Periode, in der eine explosionsartige Vermehrung der tierischen Artenvielfalt stattfand. Dabei wurden u. a. auch Lebensformen geschaffen, die zu den Vorläufern der Wirbeltiere zählen. Trotz ihrer Entwicklung, die sich über mehrere hundert Millionen Jahre erstreckte, kann man den bakteriellen Ursprung in sämtlichen Zellen höherer Lebewesen noch nachweisen. Dies wird insbesondere bei Mitochondrien und Chloroplasten deutlich, wenn man sie mikroskopisch oder funktionell untersucht.

Multizelluläres Leben musste sich von Anfang an vor Infektionen schützen. So ist es nicht verwunderlich, dass man die Ursprünge des Immunsystems auch schon in frühen Entwicklungsstadien nachweisen kann. Auch wenn das Immunsystem sich seitdem immens weiterentwickelt hat, kann es immer nur einen partiellen Schutz bieten. Dies liegt auch teilweise daran, dass pathogene Mikroorganismen sehr anpassungsfähig sind. So finden sie immer wieder neue Wege, um den Angriffen des Immunsystems zu entgehen und ihrem Wirt Schaden zuzufügen. Zu diesem Zweck haben Mikroorganismen über Millionen von Jahren eine Vielzahl von Methoden entwickelt, über die wir in den nächsten Kapiteln mehr erfahren werden.

Viren, Bakterien und andere Mikroorganismen

4.1 **Viren** – 16

4.2 **Bakterien** – 21

4.3 **Hefen und Pilze** – 23

© Springer-Verlag GmbH Deutschland, ein Teil von Springer Nature 2019
H. Herwald, *Infektionskrankheiten*, https://doi.org/10.1007/978-3-662-58519-1_4

4.1 Viren

Die meisten lebensbedrohlichen Infektionskrankheiten werden von Viren oder Bakterien hervorgerufen. Mittlerweile häufen sich aber auch Fälle von Pilzerkrankungen, die einen tödlichen Verlauf nehmen können. Viren unterscheiden sich von Bakterien und Hefen, die der Familie der Pilze zugeordnet werden, dadurch, dass sie über keinen eigenen Stoffwechsel verfügen (Abb. 4.1). Daher sind sie im eigentlichen Sinne auch keine Lebewesen. Allerdings können Viren unterschiedliche Tricks anwenden, um sich im menschlichen Körper zu vermehren und auszubreiten.

Allen Viren ist gemeinsam, dass sie ihr Erbgut in die menschliche Zelle einschleusen können. Da der genetische Code für alle Lebewesen und auch Viren universal ist, kann die menschliche Zelle aus dem viralen Erbgut Eiweiße, auch Proteine genannt, produzieren, die dann für die Herstellung von neuen Viren verantwortlich sind. Dieser Prozess wird solange fortgesetzt, bis eine menschliche Zelle so viele Viren enthält, dass sie irgendwann aufplatzt und ihren Inhalt freigibt. Die so freigelassenen Viren sind dann in der Lage, neue Zellen zu infizieren, um so noch mehr Nachkommen zu erschaffen.

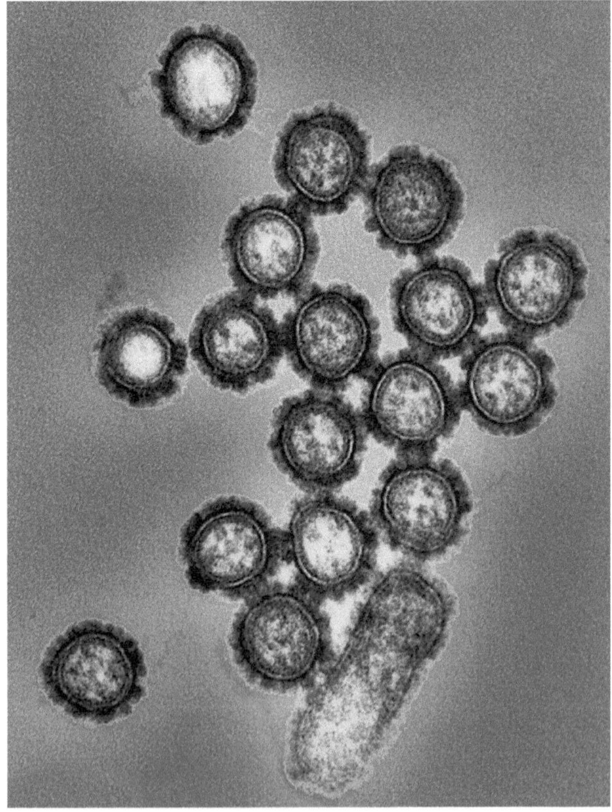

Abb. 4.1   H1N1 Viruspartikel unter dem Elektronenmikroskop

Wie aber sieht das Erbgut von Viren aus, das in eine menschliche Zelle injiziert wird? Um diese Frage zu beantworten, müssen wir zuerst einen kleinen Exkurs in die menschliche Zelle unternehmen. Das menschliche Erbgut ist in Form von langen Ketten, die aus Desoxyribonukleinsäuren (DNS oder im englischen DNA) bestehen, aufgebaut. Es gibt vier unterschiedliche DNS und ihre Aneinanderreihung in langen Ketten bezeichnet man als den genetischen Code (◧ Abb. 4.2). Dieser Code, der für jeden Menschen einzigartig ist, besteht aus mehr als drei Milliarden DNS Bausteinen und bildet die Grundlage unseres Lebens.

Die DNS-Ketten werden dicht verpackt als Chromosomen im Zellkern gelagert. Die Gesamtzahl der Chromosomen, auch als Genom bezeichnet, kann sich von Lebewesen zu Lebewesen unterscheiden. So besitzt der Mensch 46 Chromosomen. Um eine stabile Form anzunehmen, bildet sich aus zwei DNS-Ketten ein Doppelstrang, der sich wie eine Helix um sich selbst windet. Dabei enthält der zweite Strang zwar dieselbe genetische Information wie der erste, ist aber in einer quasi Spiegelschrift codiert. Die Bildung einer DNS-Doppelhelix schützt nicht nur vor einem unerwünschten Abbau, sondern enthält zudem auch noch eine Sicherheitskopie des genetischen Materials. Beides führt dazu, dass bei Prozessen, wie z. B. einer Zellteilung, die gesamte genetische Information ohne Veränderungen oder Verlust an die nachkommenden Tochterzellen weitergegeben werden kann.

Der Weg von der DNS zum Protein erfolgt nicht direkt, sondern über Ribonukleinsäuren (RNS oder im englischen RNA). Hierzu werden Teile einer DNS-Kette benutzt, um einen Strang zu bilden, der aus RNS-Molekülen besteht (◧ Abb. 4.3). Ein Prozess, der in der Literatur auch als Transkription bezeichnet wird. Er führt zur Synthese von RNS-Ketten, die im Prinzip dieselben genetischen Informationen enthalten wie der DNS-Strang, der als Vorlage diente. Allerdings formt ein RNS-Strang keine Doppelhelix und ist daher auch nicht so sehr vor einem Abbau geschützt wie die entsprechende DNS Kette.

Der Transkriptionsprozess findet im Zellkern statt, erst dann werden die neugebildeten RNS-Stränge durch spezielle Poren aus dem Zellkern ins sogenannte Cytoplasma transportiert. Hier findet dann auch die Proteinsynthese statt, die auch als Translation bezeichnet wird. Proteine sind aus Aminosäuren aufgebaut, die wie DNS und RNS lange Ketten formen können. Für die Herstellung von Proteinen verwenden die meisten Organismen, so auch der Mensch, 21 verschiedene Aminosäuren. Diese werden gemäß dem genetischen Code in unterschiedliche Reihenfolgen angeordnet. Das Ablesen eines RNS-Stranges erfolgt in Trippletschritten, da jeweils drei RNS-Moleküle für eine Aminosäure codieren. Die entstandenen Proteinketten sind nur selten linear und nehmen eher wie ein Wollknäuel eine dreidimensionale Struktur ein.

Aufgrund ihrer Aminosäuren-Zusammensetzung und -Struktur werden Proteine in verschiedene Klassen eingeteilt. Enzyme bilden z. B. eine Gruppe von Proteinen, die biochemische Reaktionen beschleunigen können. Andere Proteine, wie Antikörper, haben eine wichtige Funktion bei der Immunabwehr und eine dritte Gruppe besteht aus Hormonen, die das Zellwachstum ankurbeln können. Insgesamt kann der Mensch mehrere hunderttausend Proteine herstellen, die mit den unterschiedlichsten Funktionen ausgestattet sind und die verschiedensten Aufgaben in unserem Körper übernehmen können.

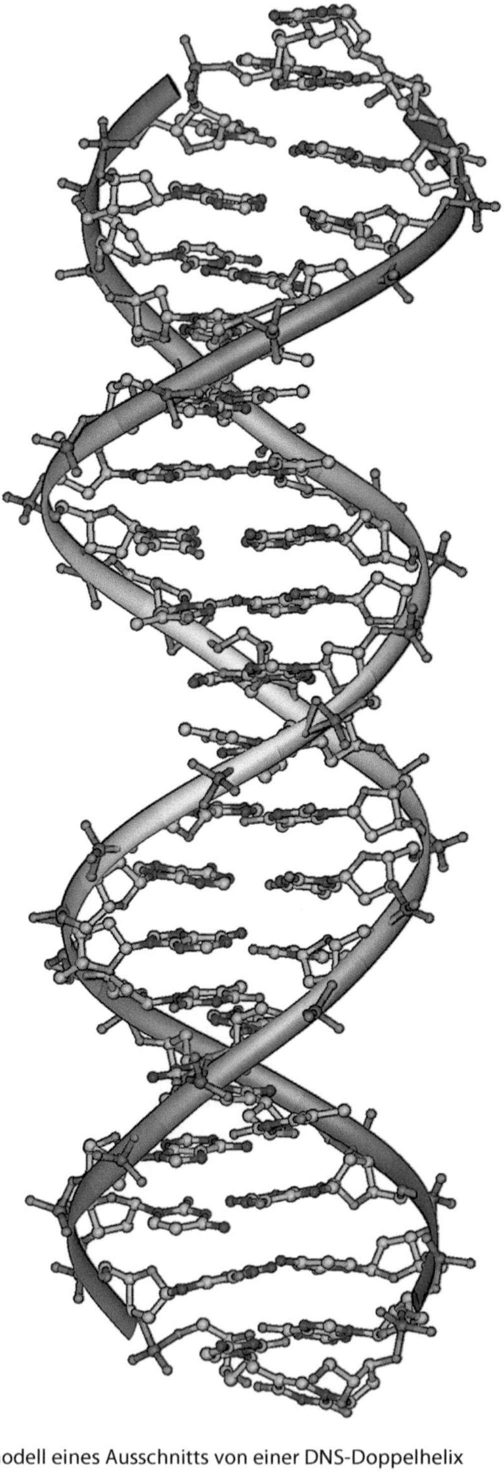

4

■ **Abb. 4.2**   Strukturmodell eines Ausschnitts von einer DNS-Doppelhelix

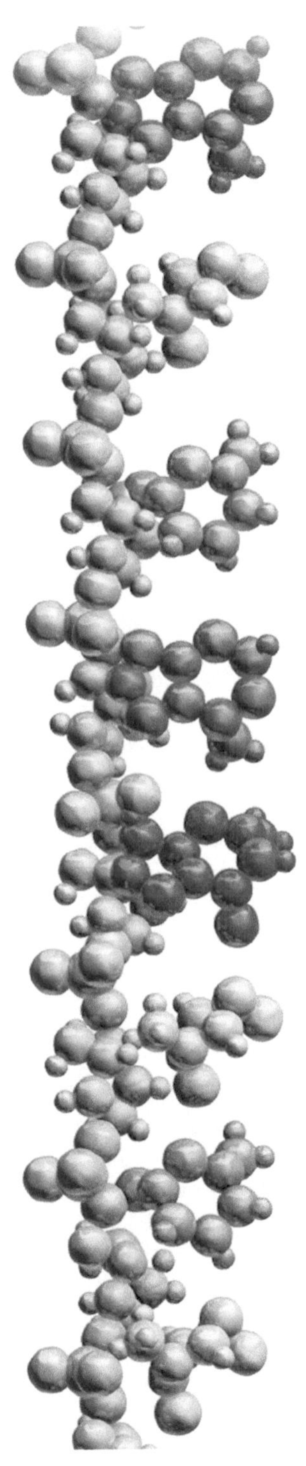

▣ Abb. 4.3   Strukturmodell eines Ausschnitts von einem RNS-Strang

4

Zurück zu den Viren: Viren haben eine Größe von ca. 15 bis 400 Nanometern. Hundert Nanometer entsprechen einem zehntausendstel Millimeter und damit sind Viren mehr als ein hundertstel kleiner als eine menschliche Zelle, die eine Größe von 1 bis 30 Mikrometer haben kann (1000 Nanometer entsprechen einem Mikrometer). Auch das Genom von Viren ist mit weniger als einer Million RNS- oder DNS-Bausteinen um mehr als das Tausendfache geringer als das des Menschen. Um sich fortzupflanzen, können Viren entweder ihre RNS oder DNS in menschliche Zellen einschleusen. Im Falle eines RNS-Virus kann die infiltrierte RNS im Cytoplasma mittels der menschlichen Proteinsynthese-Maschinerie die Produktion von viralen Proteinen induzieren. Diese Proteine sind so genau aufeinander abgestimmt, dass sie sofort nach ihrer Synthese beginnen, neue Viren herzustellen.

Einige Viren, sogenannte Retroviren, haben zudem das Vermögen, ihre Erbsubstanz in das menschliche Genom zu integrieren. Dazu induzieren sie die Synthese eines Enzymes, auch als reverse Transkriptase bezeichnet, das virale RNS-Stränge in DNS-Ketten transkribieren kann. Diese werden dann in den Zellkern transportiert, wo sie in das menschliche Erbgut eingebaut werden. Die Integration von viraler DNS ins menschliche Genom hat dauerhafte Folgen, weil bei jeder Zellteilung die Tochterzelle neue Viren produzieren kann, ohne dass sie jemals infiziert worden war.

DNS-Viren schleusen anstelle von RNS ihre DNS in das Cytoplasma der Wirtszelle. Um aber virale Proteine herzustellen, muss die DNS in RNS transkribiert werden. Da dieser Prozess nicht im Cytoplasma stattfindet, muss daher zunächst die virale DNS in den Zellkern transportiert werden. Dieser Transport ist in der Natur eigentlich nicht vorgesehen und daher haben Retro- und DNS-Viren verschiedene Methoden entwickelt, um ihr Ziel zu erreichen. Wenn sich z. B. eine menschliche Zelle teilt, wird kurzfristig der Zellkern aufgelöst. Viele Viren nutzen diesen Moment aus, um ihre DNS in den Zellkern einzuschleusen, bevor er sich neu gebildet hat. Andere Viren benutzen die Poren im Zellkern, die eigentlich für den Transport von RNS-Strängen aus dem Zellkern ins Cytoplasma gedacht sind. Eine dritte Gruppe von Viren verpackt ihre DNS in Partikel, die die Zellkernmembran durchlöchern können, um dann anschließend dort ihr Kargo zu entladen. Im Zellkern wird dann die virale DNS in das Genom integriert oder in RNS-Stränge umgeschrieben. Im letzteren Fall werden die viralen RNS-Stränge durch die Poren im Zellkern ins Cytoplasma geschleust und zur Synthese von viralen Proteinen verwendet.

Bei den meisten Viren handelt es sich um RNS-Viren. Da ihr Erbgut nicht so stabil ist, kann es auch entsprechend einfach verändert werden. Und so fällt es RNS-Viren auch leichter als DNS-Viren, sich einer neuen Umgebung anzupassen. Insbesondere wenn RNS-Viren von einer Spezies auf eine andere überspringen, kann dies katastrophale Folgen haben. Eines der bekanntesten Beispiele ist das Humane Immundefizienz Virus (HIV), das von Schimpansen auf den Menschen übertragen wurde und als Auslöser von AIDS gilt. Laut der Weltgesundheitsorganisation (WHO) hat AIDS seit Beginn des Ausbruches in den 1980er-Jahren zum Tod von mehr als 35 Millionen Menschen geführt und immer noch sind weltweit mehr als 30 Millionen Menschen mit dem Virus infiziert.

Die Vogelgrippe ist ein anderes Beispiel von einem Virus, das von Tieren auf Menschen übertragen wurde. Auch hier starben viele Menschen innerhalb kurzer Zeit und es gab sogar Befürchtungen, dass eine Pandemie ausbrechen könnte. Neben AIDS und der Vogelgrippe gibt aber es noch viele andere lebensbedrohliche Viren, die wie Ebola sich rasend schnell ausbreiten und innerhalb von wenigen Tagen nach der Infektion zum Tode führen können. Oft sind bei solchen Virusinfektionen die Krankheitsverläufe so rasant, dass es unmöglich ist, Patienten zu identifizieren und isolieren, um so eine weitere Ausbreitung der Infektion zu verhindern.

Viren können zwar ein breites Spektrum von Krankheiten verursachen, aber in Europa handelt es sich in den meisten Fällen um eher harmlose Infektionen wie Erkältungen oder grippale Infekte. Diese können z. B. durch Influenza-Viren ausgelöst werden. Meist können hier Impfungen schützen. Jedoch gehören Influenza-Viren zu den RNS-Viren, die genetisch sehr variabel sind, und daher ist der Impfschutz oft nicht ausreichend oder nur von kurzer Dauer. Viele Ärzte empfehlen daher, sich jedes Jahr neu impfen zu lassen.

Medikamente, welche die Ausbreitung von Viren im menschlichen Körper unterdrücken können, werden Virostatika genannt. In den meisten Fällen handelt es sich dabei um Arzneimittel, die sich gegen HIV, Hepatitis oder Influenza-Viren richten. Virostatika haben unterschiedliche Wirkungsweisen, zum einen können sie die Fusion von Viren mit der Wirtszelle unterbinden oder virusspezifische Enzyme, wie die reverse Transkriptase, blockieren. Leider steckt die Virostatikaforschung noch in den Kinderschuhen und so gibt es weitaus weniger Medikamente gegen Virusinfektionen als Antibiotika.

Der Wirkungsmechanismus der meisten Antibiotika unterscheidet sich von dem der Virostatika, da sie Mikroorganismen wie Bakterien abtöten, indem sie in ihren Stoffwechsel eingreifen. Da Viren keinen eigenen Stoffwechsel haben, ist die Einnahme von Antibiotika nicht sinnvoll, kann sogar kontraproduktiv sein und zu einer Ausbreitung von Antibiotika-resistenten Bakterien führen, wie wir später erfahren werden.

4.2 Bakterien

Im Vergleich zu Viren sind Bakterien Giganten. Sie haben eine Größe von 0,1 bis 700 Mikrometer (◘ Abb. 4.4). Dennoch sind die meisten Bakterien immer noch deutlich kleiner als eine menschliche Zelle. Dies ist jedoch nicht der einzige Unterschied. Besteht eine menschliche Zelle aus einem Zellkern und einer Vielzahl von Organellen,

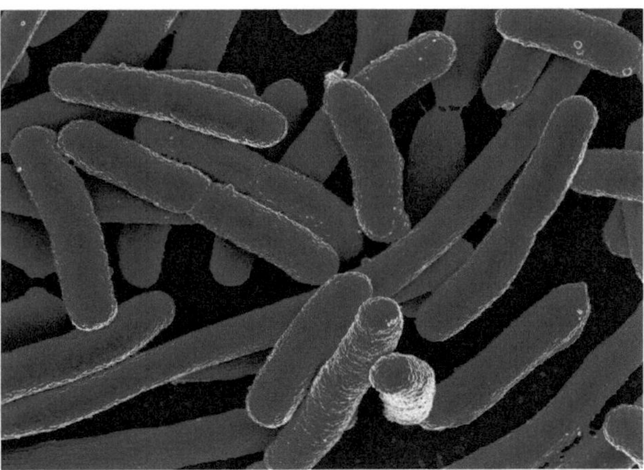

◘ **Abb. 4.4** *Escherichia coli* Bakterien unter dem Elektronenmikroskop

die lebenserhaltende zelluläre Funktionen ausüben, so ist ein Bakterium doch relativ einfach aufgebaut. Im Inneren eines Bakteriums gibt es weder einen Zellkern noch andere abgeteilte Zellbereiche. Alle wichtigen Bestandteile zur Reproduktion und für den Stoffwechsel befinden sich im Cytosol und so können z. B., anders als in einer menschlichen Zelle, Transkriptions- und Translationsprozesse gleichzeitig ablaufen. Zelluläre Lebensformen, die keinen Zellkern besitzen, werden auch als Prokaryoten bezeichnet.

Bakterien sind extrem anpassungsfähig und fast überall auf der Erde zu finden. Einige wie *Thermus aquaticus*-Bakterien leben in heißen Quellen, die Temperaturen bis zu 80 Grad Celsius erreichen können, wohingegen andere Bakterien wie *Shewanella violacea* es vorziehen, ihr Dasein auf dem Meeresboden in mehr als 5000 Meter Tiefe zu fristen, wo sie sehr hohem Druck ausgesetzt sind. Andere Bakterien wie *Firmicutes*-Bakterien kann man im Wüstensand finden. In der Stratosphäre bei einer Höhe von 41 Kilometern gelang es Forschern, Bakterien wie *Bacillus simplex* und *Staphylococcus pasteuri* nachzuweisen. Letztere sind einer so hohen ultravioletten Strahlung ausgesetzt, dass in kürzester Zeit jedes andere Leben ausgelöscht werden würde.

So wie Bakterien an den unterschiedlichsten Orten auf der Erde gefunden werden, können sie auch verschiedene Bereiche des menschlichen Körpers besiedeln. Beispielsweise findet man auf der Haut Bakterien der Art *Staphylococcus epidermidis* und *Propionibacterium acnes*, die Nase ist häufig von *Staphylococcus aureus* und *Moraxella catarrhalis* besiedelt und unter den Achsel haben *Corynebacterium striatum*- und *Corynebacterium jeikeium*-Bakterien einen großen Anteil, wenn wir unangenehm nach Schweiß riechen. Die meisten Bakterien befinden sich in unserem Darm. Auch als Darmflora oder Mikrobiom bezeichnet, haben Darmbakterien in letzter Zeit ein großes Forschungsinteresse erregt, da das Zusammenspiel von Darmbakterien mit unserem Körper für das Entstehen von vielen Krankheiten in Verbindung gebracht wird.

Mit der Einführung von modernen Messmethoden gibt es inzwischen Schätzungen, dass über 1000 verschiedene bakterielle Gattungen unseren Darm besiedeln. Basierend auf diesen Zahlen wurde berechnet, dass ein Mensch im Durchschnitt mehr als zwei Kilo Bakterien mit sich herumträgt. Diese Zahl wirkt noch imposanter, wenn man bedenkt, dass Bakterien viel kleiner als menschliche Zellen sind. So besteht ein Mensch aus ca. 30 Billionen Zellen, kann aber einen Lebensraum für 39 Billionen Bakterien bieten. Die Anzahl von Bakterien übersteigt also deutlich die Anzahl der Zellen ihres Wirtes.

Da Bakterien sich selber replizieren, sind sie zu einem großen Teil auf Nährstoffe angewiesen, die ihnen von unserem Körper zu Verfügung gestellt werden. Die meisten verwertbaren Nahrungsstoffe befinden sich im Darm, und daher bietet er für viele bakterielle Gattungen einen idealen Lebensraum. Der Darm ist deshalb so ergiebig, da er ständig vom Magen mit Nahrungsnachschub versorgt wird.

Alles Schwerverdauliche, was in den Dickdarm geschleust wird, wird von Bakterien weiter prozessiert. Dies versorgt zum einen die bakteriellen Kleinstlebewesen mit den erforderlichen Nährstoffen, hat aber auch für den Menschen große Vorteile. Zum Beispiel besitzen Bakterien bestimmte Enzyme, die ansonsten im Menschen nicht vorkommen, und die für die Zerlegung von schwerverdaulichen Kohlehydraten verantwortlich sind. Durch den Abbau dieser Substanzen versorgen uns Darmbakterien mit zusätzlichen Nährstoffen. Aber auch sonst sind sie unser Freund und Helfer. Einige Bakterien sind beispielsweise in der Lage, Vitamine, die wir ansonsten nicht herstellen können, zu produzieren. Andere wiederum helfen uns bei der Synthese von wichtigen Aminosäuren. Sie fördern den Abbau von Fettsäuren und stärken das Immunsystem.

Dies sind nur einige von vielen Beispielen, die zeigen, wie Darmbakterien unser Leben vereinfachen. Das Zusammenspiel von Bakterien und ihrem Wirt wird auch als Symbiose bezeichnet. Die Liste der Bakterien, die sich im Darm befinden, ist lang und kann Gattungen wie Clostridien, Eubakterien, Laktobaziellen und Fusobakterien enthalten.

Solange wir gesund sind und wir ein intaktes Immunsystem haben, ist die Kolonisation von Bakterien meistens kontrolliert und richtet keinen Schaden an. Unter Krankheitsbedingungen kann sich die Situation allerdings dramatisch verändern. So können wir von Bakterien besiedelt werden, die in unserem Körper normalerweise nicht zu finden sind. Zudem können Krankheiten von körpereigenen Bakterien ausgelöst werden, wenn sie sich in Bereichen unseres Körpers aufhalten, in denen sie eigentlich nicht sein sollten.

Auch hier gibt es wiederkehrende Muster. Zum Beispiel findet man in Patienten mit offenen Wunden oft *Staphylococcus aureus*- und *Pseudomonas aeruginosa*-Bakterien. Bei Mandelentzündungen handelt es sich meistens um *Streptococcus pyogenes* und wenn man eine Ohrenentzündung hat, werden häufig *Streptococcus pneumoniae*- und *Haemophilus influenzae*-Bakterien gefunden.

Körpereigene Bakterien können Infektionskrankheiten bei inneren Verletzungen hervorrufen. Bei einem Blinddarmdurchbruch z. B. können Bakterien den Darm verlassen und in die Bauchhöhe eindringen. Es besteht dann die Gefahr, dass normalerweise harmlose Darmbakterien in die Blutbahn gelangen und eine Sepsis auslösen können.

Körperfremde Bakterien können die gleichen Komplikationen auslösen, indem sie über äußere Verwundungen ins Blut gelangen. Dies kann durch eine Schnittwunde, einen rostigen Nagel oder bei Verbrennungen passieren. Oft handelt es sich dann um Bakterien der Art *Staphylococcus aureus*, *Streptococcus pyogenes*, *Klebsiella* und *Pseudomonas aeruginosa*. In der letzten Zeit häufen sich aber leider auch Fälle, in denen sich Patienten mit Krankenhauskeimen infizieren. Beispielsweise können Bakterien durch eine Operationswunde oder einen Katheder Infektionen auslösen. Viele Krankenhauskeime sind resistent gegen Antibiotika. Daher sind gerade im Krankenhaus zugezogene Infektionen nur sehr schwer zu heilen.

4.3 **Hefen und Pilze**

Im letzten Teil dieses Kapitels beschäftigen wir uns mit Hefen und Pilzen (◙ Abb. 4.5). Hefen gehören zur Familie der Pilze. Erstere zeichnen sich dadurch aus, dass sie Einzeller sind, wohingegen es sich bei Pilzen auch um vielzellige Lebewesen handeln kann. Im Gegensatz zu Bakterien sind Hefezellen nicht nur um ein Vielfaches größer, sie enthalten außerdem einen Zellkern und andere Zellorganellen. Letzteres ist darauf zurückzuführen, dass Hefen einen ähnlichen Zellaufbau haben wie die eukaryotische Zellen aus der Pflanzen- und Tierwelt. Daher werden Hefen und andere Pilzarten auch zu den Eukaryoten gezählt.

Auch wenn diese Einteilung zunächst unumstritten war, haben sich Forscher lange Zeit nicht einigen können, ob man sie zur Pflanzen- oder Tiergattung zählen sollte. Zwar ist der Aufbau der Zellwand von Pilzen der einer Pflanze ähnlich, aber andere ty-

4

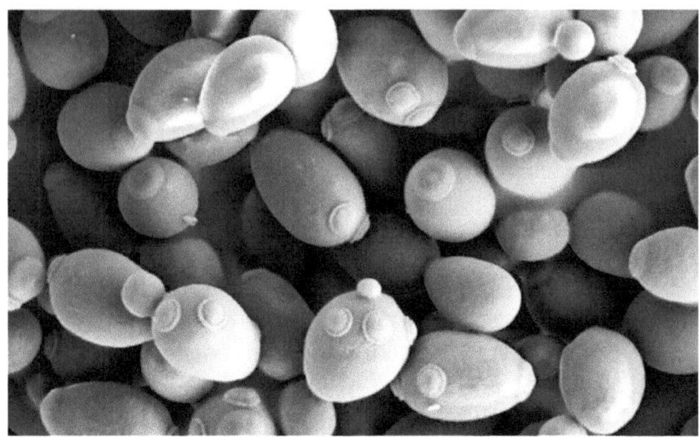

⬛ Abb. 4.5   Hefe (*Saccharomyces cerevisiae*) unter dem Elektronenmikroskop

pische Pflanzenmerkmale fehlen, wie z. B. die Fähigkeit, Photosynthese zu betreiben. Demzufolge sind Pilze nicht im Stande, aus Licht Energie zu gewinnen. Sie sind daher wie Tiere heterotroph, was bedeutet, dass sie auf Nahrung angewiesen sind, die sie von außen erhalten. Aus diesem Grund werden Pilze eher der Tier- und nicht zur Pflanzengattung zugeordnet. Nicht nur wegen ihrer heterotrophen Eigenschaften werden Pilze zudem auch noch als Parasiten bezeichnet. Meist werden sie dort gefunden, wo es ein Überangebot an Nährstoffen gibt. Ähnlich wie Bakterien kommen sie fast überall in der Natur vor, wie z. B. zur Freude von Pilzsammlern im Wald, aber sie tummeln sich auch gerne auf und in Lebensmitteln und können unseren Körper besiedeln.

Der Mensch hat sich einige der parasitären Eigenschaften von Hefen und Pilzen zu Nutze gemacht. So wird z. B. Hefe zum Brauen von Bier und zum Backen von Brot verwendet. Feinschmecker schätzen bei speziellen Käsesorten den Zusatz von Schimmelpilzen. Aber leider sind die meisten Schimmelarten eher schädlich für unseren Körper, da sie Substanzen ausscheiden, die für uns gesundheitsgefährdend sein können. Pilze sekretieren die giftigen Wirkstoffe nicht ohne Grund, denn dadurch können sie es vermeiden, dass sie ihre Nahrungsquelle mit anderen Parasiten teilen müssen. Bekanntestes Beispiel hierzu ist Penicillin, das 1928 von Sir Alexander Flemming aus dem Schimmelpilz *Penicillium chrysogenum* gewonnen wurde und noch heute eines der wichtigsten Antibiotika ist.

Wenn Pilze den Menschen besiedeln, ist dies jedoch weniger appetitlich. Auch als Mykosen bezeichnet, handelt es sich meist um oberflächliche Infektionen der Haut oder Infektionen der Schleimhäute, die leicht auf andere Personen übertragen werden können. Bei Menschen mit einem gesunden Immunsystem können im erstem Fall Haut, Nägel oder Haare betroffen sein, wohingegen Schleimhautinfektionen oft durch vaginale Pilzbesiedlungen ausgelöst werden. Zur Behandlung von Pilzerkrankungen werden Antimykotika eingesetzt, die entweder gezielt Pilze abtöten oder deren Wachstum hemmen können. Um sich zu vermehren, können Pilze Sporen absondern. Diese können nicht nur widrige Lebensumstände überstehen, sondern auch eine Antimykotikabehandlung überleben und so langfristig im Körper verweilen. Daher sind Pilzerkrankungen sehr hartnäckig und häufig wiederkehrend.

Unser Immunsystem kann Pilzinfektionen normalerweise so unter Kontrolle halten, dass es nicht zum Ausbrauch einer systemischen, also den ganzen Organismus betreffenden, Infektion kommt. Deshalb und auch weil viele Pilzarten zur normalen menschlichen Flora gehören, werden sie zu den sogenannten opportunistischen Erregern gezählt. In den letzten Jahren ist allerdings ein deutlicher Anstieg von Pilzinfektionen beobachtet worden, die eine Sepsis ausgelöst haben. Pilze können nur dann so schwerwiegende Komplikationen hervorrufen, wenn das menschliche Immunsystem außer Kraft gesetzt wurde. Ursache hierfür ist zum einen die moderne Medizin, die mit aggressiven Behandlungsmethoden den Patienten so schwächt, dass er nicht mehr auf die harmlosesten Erreger reagieren kann, wie z. B. nach einer Chemotherapie oder Organtransplantation. Zum anderem ist aber auch wegen der gestiegenen Lebenserwartung die Leistungsfähigkeit des Immunsystems bei vielen älteren Menschen deutlich verringert, was sie anfälliger für ansonsten harmlose Pilzerkrankungen machen kann.

Wie Mikroorganismen unser Weltbild prägten

5.1 Epidemien und Seuchen als Strafe Gottes – 28

5.2 Das klassische Zeitalter der Bakteriologie – 30

5.3 Maßnahmen zur Bekämpfung von Infektionen: Quarantäne, Hygiene, Impfungen und Antibiotika – 34
5.3.1 Quarantäne – 34
5.3.2 Hygiene – 36
5.3.3 Impfungen – 42
5.3.4 Antibiotika – 46

5.4 Biologische Kampfstoffe – 50
5.4.1 Die Anfänge der biologischen Kriegsführung – 50
5.4.2 Die Entwicklung von biologischen Waffen in den beiden Weltkriegen – 52
5.4.3 Die Weiterentwicklung von biologischen Waffen nach den Weltkriegen – 56
5.4.4 Bioterrorismus – 62

© Springer-Verlag GmbH Deutschland, ein Teil von Springer Nature 2019
H. Herwald, *Infektionskrankheiten*, https://doi.org/10.1007/978-3-662-58519-1_5

5.1 Epidemien und Seuchen als Strafe Gottes

Um unsere heutigen Kenntnisse über Mikroorganismen und die durch sie ausgelösten Komplikationen in ihrer Ganzheit zu verstehen, bedarf es einer historischen Exkursion. Die Auseinandersetzung mit Infektionskrankheiten ist so alt wie die Geschichte der Menschheit und ihr Studium gibt interessante Aufschlüsse darüber, wie medizinische Behandlungsmethoden durch das jeweilige Weltbild geprägt wurden.

Das Gilgamesch-Epos ist möglicherweise eines der ältesten, wenn nicht das älteste erhaltene literarische Dokument, das in Keilschrift auf 12 Tontafeln die Geschichte von Gilgamesch erzählt (◘ Abb. 5.1). Den Tafeln ist zu entnehmen, dass Gilgamesch vor mehr als 4000 Jahren als König in Uruk regierte, eine für damalige Zeiten große Stadt, die am Euphrat lag. Neben seinen Abenteuern und Reisen, in denen Gilgamesch versuchte, das Geheimnis der Unsterblichkeit zu entdecken, wird auch das Vorkommen der Pest erwähnt.

Auch in den nachfolgenden Epochen gibt es eine Vielzahl historischer Belege, die das Vorkommen der Pest oder den Ausbruch von anderen Epidemien zum Thema haben. Vielen dieser Erzählungen ist gemeinsam, dass sie den jeweiligen Wissensstand mehr oder eher weniger empirisch widerspiegeln. Sowohl in der Antike als auch im Mittelalter wurden tödliche Infektionskrankheiten als eine göttliche Bestrafung angesehen. So wird z. B. in der griechischen Mythologie beschrieben, dass Apollon und Artemis die Söhne

◘ **Abb. 5.1**   Tafel mit
Gilgamesch-Epos

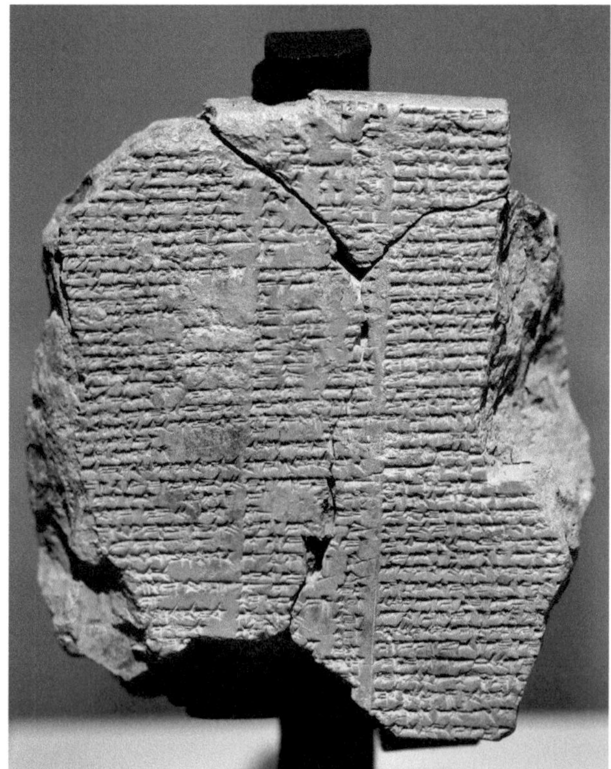

von Niobe mit Pest getränkten Pfeilen getötet haben. Eine weitere Sage erzählt, dass Apollon während einer der Trojanischen Kriege die Pest über das griechische Lager brachte. Andere frühzeitliche Berichte über die Pest stammen aus der Zeit der Peloponnesischen Kriege (431-404 v. Chr.) und sind in der hebräischen Bibel erwähnt.

Den wohlmöglich verheerendsten Pestausbruch gab es fast zweitausend Jahre später im 14. Jahrhundert. Aus dieser Zeit stammt der Begriff des Schwarzen Todes. Auch wenn es sich nur um Schätzungen handelt, so geht man heute davon aus, dass bei diesem Ausbruch ungefähr 25 % bis 30 % der europäischen Bevölkerung ihr Leben verlor. Zwei weitere Seuchen mit einer ähnlich zerstörerischen Kraft sollten folgen.

Ärzte und Gelehrte kamen auf der Suche nach Erklärungen manchmal zu absonderlichen Schlussfolgerungen. So wandte sich der französische König Philip VI. im Jahre 1348 an die medizinische Fakultät der Universität Paris und bat sie zu ergründen, wieso es zum Ausbruch von Seuchen kommen konnte. Nach einer längeren Untersuchung kam das Pariser Konsortium zu dem Schluss, dass die Sternenkonstellation von Jupiter, Saturn und Mars am 20. März 1345 dazu geführt hätte, dass Ausdünstungen von Meer und Land in die Luft gesogen wurden und diese als verdorbene Winde das Unheil über die Menschheit gebracht hätten.

Heute erscheint die Erklärung fast tragisch komisch, aber sie zeigt auch, wie hilflos Ärzte und Gelehrte damals Infektionskrankheiten gegenüberstanden. So wurde deshalb, aber auch mangels anderer Erklärungen, vielerorts die Meinung vertreten, dass die Pest und andere Epidemien eine Strafe Gottes seien, die man weder bekämpfen noch heilen könne. Sie seien etwas Böses, das aus dem Inneren der Menschen entstehe und daher sei der Tod einer infizierten Person eine göttliche und gerechte Bestrafung.

Trotz dieser oft religiös geprägten Schlussfolgerungen gab es aber zu jeder Epoche auch Ärzte und Gelehrte, die eine andere Meinung vertraten. So beschrieb Hippokrates schon vor ungefähr zweieinhalb tausend Jahren, dass Infektionskrankheiten ein Naturphänomen seien und keine Strafe Gottes (◘ Abb. 5.2). Fünfhundert Jahre später definierte Aulus Cornelius Celsus mit Tumor, Calor, Rubor und Dolor (Schwellung, Hitze, Rötung und Schmerz) die vier Kennzeichen von Entzündungserscheinungen, die auch charakteristische Merkmale bei einer Infektion sind. Diese vier Merkmale sind heute noch in vielen Lehrbüchern zu lesen und streng genommen eigentlich die erste diagnostische Definition einer Sepsis.

Obwohl diese und andere Auffassungen über mehrere Jahrhunderte nur wenig Gehör fanden, bemerkte man mit der Zeit aber auch, dass bessere hygienische Lebensbedingungen und Quarantänemaßnahmen halfen, das Ausmaß einer Epidemie einzudämmen. Auch wurde festgestellt, dass Menschen, die eine Infektion überlebt hatten, vor einer weiteren geschützt waren. Jedoch sollte es noch mehrere Jahrhunderte dauern, bis das Konzept der adaptiven Immunität in die Medizin Einzug hielt.

Neben der Pest, die durch das Bakterium *Yersinia pestis* übertragen wird, wurde ab dem Ende des 14. Jahrhunderts vermehrt über sexuell übertragene Krankheiten berichtet. Meist handelte es sich um Syphilis, die durch das Bakterium *Treponema pallidum* verursacht wird. Selbst den Menschen im Mittelalter musste nun klar werden, dass es sich hierbei nicht um eine Strafe Gottes, sondern um eine Krankheit handelt, die von Person zu Person übertragen wird. Daher ergab man sich nicht seinem Schicksal und suchte nach möglichen Behandlungsmethoden. Anfang des 16. Jahrhunderts gelang es schließlich dem

■ **Abb. 5.2**   Hippokrates-
Büste

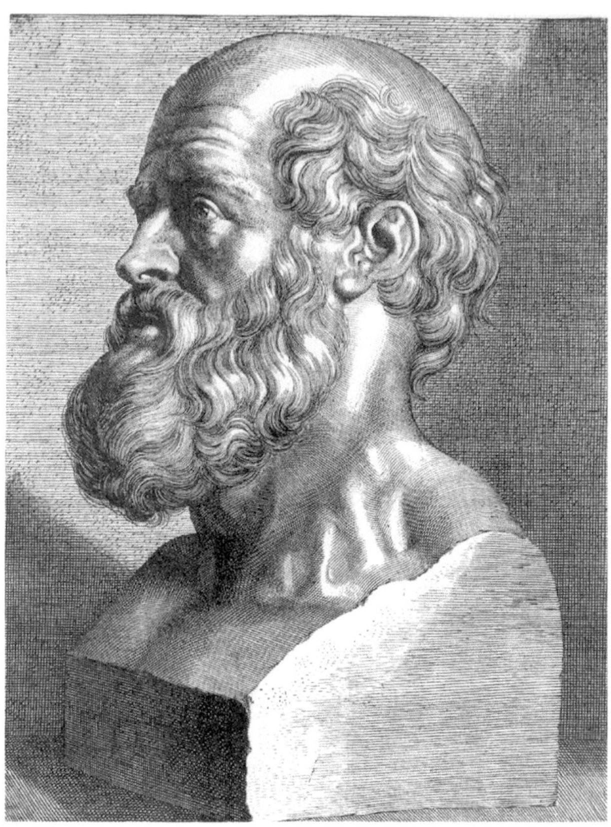

Arzt Philippus Aureolus Theophrastus Bombastus von Hohenheim, auch als Paracelsus bekannt, Syphilispatienten erfolgreich mit Quecksilbersalzen zu behandeln (■ Abb. 5.3).

Nach heutiger Gesetzesvorgabe hätten giftige Quecksilberverbindungen außer als zur Nutzung von Zahnplomben wohl kaum eine Arzneimittelgenehmigung erhalten, da der Grundsatz gilt, dass ein Medikament nicht mehr Schaden als Heilung verursachen darf. Dennoch kann man die Leistungen von Paracelsus nicht außer Acht lassen und man muss ihn als einen wichtigen Pionier in der Arzneimittelforschung gegen bakterielle Infektionen anerkennen.

5.2 Das klassische Zeitalter der Bakteriologie

Einer der wichtigsten Grundsteine der heutigen mikrobiellen Forschung wurde im 17. Jahrhundert gelegt. Anton van Leeuwenhoek, ein holländischer Handelsmann und Wissenschaftler aus Delft, ermöglichte es zum ersten Male, sogenannte kleine Kreaturen durch den Einsatz eines Mikroskops sichtbar zu machen. Mit Hilfe des Mikroskops konnten nun auch u. a. Bestandteile des Blutes untersucht werden (■ Abb. 5.4).

So war es nur eine Frage der Zeit, bis man erkannte, dass weiße Blutzellen wichtige immunologische Funktionen besitzen. Neue Konzepte entstanden und man kommt

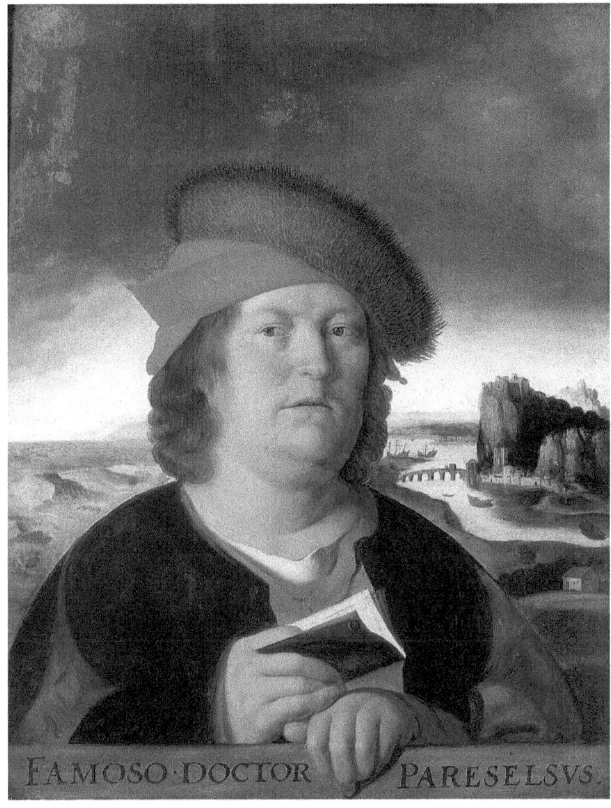

◘ Abb. 5.3 Philippus Aureolus Theophrastus Bombastus von Hohenheim

nicht umhin, die Errungenschaften von Ilja Iljitsch Metschnikow (1845–1916), einem russischen Biologen und Zoologen, zu erwähnen. Einer Überlieferung nach wies er zum erstem Mal Fresszellen nach, auch als Makrophagen bezeichnet, als er einen Seestern untersuchte, den er mit einem Rosendorn verletzt hatte. Als er den Seestern am nächsten Tag inspizierte, entdeckte er, dass sich an der Einstichstelle vermehrt Makrophagen versammelt hatten, die in einem aussichtslosen Kampf versuchten, sich des viel zu großen Dornes zu entledigen. Nachfolgende Untersuchungen Metchnikoffs zeigten dann, dass Makrophagen in der Lage sind, sich kleinere Partikel, wie z. B. Bakterien, einzuverleiben, um eine Wunde vor unwillkommenen Eindringlingen zu schützen. Dieser Prozess wird als Phagozytose bezeichnet. Heute weiß man, dass Macrophagen eine der wichtigsten Bestandteile der angeborenen Immunabwehr ist. Nicht nur wegen dieser Entdeckungen wird Ilja Iljitsch Metschnikow immer noch als Vater der natürlichen Immunität bezeichnet.

Die zweite Hälfte des 19. und der Anfang des 20. Jahrhunderts werden auch als das klassische Zeitalter der Bakteriologie bezeichnet, das zur Ablösung der damals gängigen Miasmentheorie führte. Diese ging von der Auffassung aus, dass giftige Ausdünstungen des Erdbodens und deren Verteilung in der Luft für die Verbreitung von Seuchen wie Cholera und Typhus verantwortlich seien. Die Miasmentheorie wurde erstmals von Hippokrates eingeführt und hielt sich über tausende von Jahren.

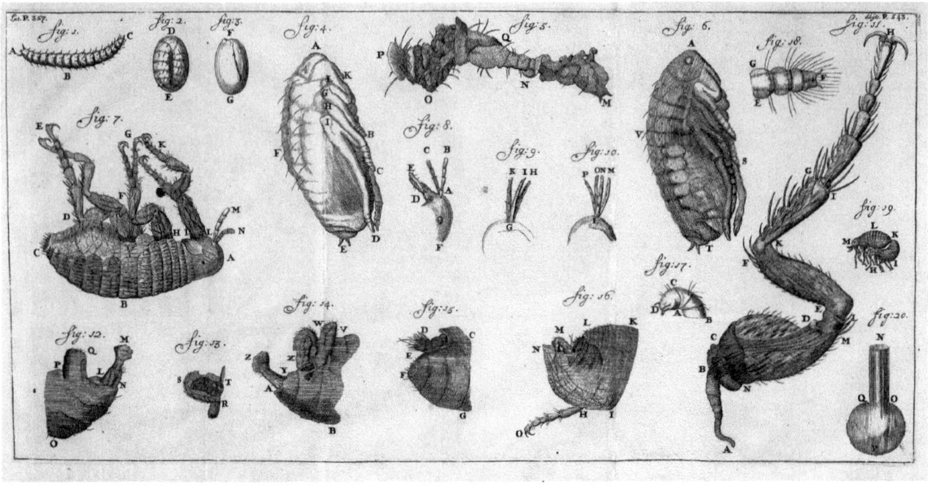

Abb. 5.4 Kleine Kreaturen gezeichnet von Anton van Leeuwenhoek

Max von Pettenkofer (1818–1901) war ein großer Verfechter dieser Theorie. Bis ins hohe Alter glaubte er nicht, dass Cholera durch Mikroorganismen ausgelöst werde. Um dies zu beweisen, trank er 1892 sogar eine Lösung mit Cholera-Bakterien. Überraschenderweise überlebte er dies ohne größere Nebenwirkungen, wenn man von einer eher harmlosen Durchfallerkrankung absieht. Doch auch selbst dieser lebensgefährliche Selbstversuch konnte den Einzug der Bakteriologie in die medizinische Forschung nicht verhindern.

Dieser wurde von vielen Forschern, u. a. auch von Robert Koch (1843–1910), Ende des 19. Jahrhunderts intensiv vorangetrieben (Abb. 5.5). So war Koch einer der ersten Forscher, der ein bakterielles Pathogen isolierte (*Bacillus anthracis*; der Erreger des Milzbrands) und es unter Zugabe von Nährstoffen außerhalb eines Organismus am Leben erhalten konnte. Mit diesen und anderen neuen Methoden war es nun möglich Infektionskrankheiten an Versuchstieren zu studieren und letztendlich den Beweis zu erbringen, dass Bakterien für den Ausbruch von Seuchen und Epidemien verantwortlich sind. All dies veranlasste Robert Koch am 24. März 1882 vor der Physiologischen Gesellschaft zu Berlin ein bahnbrechendes Konzept vorzustellen, das uns heute als Henle-Koch-Postulat bekannt ist.

Die Postulate wurden 1884 von Friedrich Löffler (1852–1915), einem Schüler von Koch, wie folgt zusammengefasst:

- *Es müssen constant in den local erkrankten Partien Organismen in typischer Anordnung nachgewiesen werden.*
- *Die Organismen, welchen nach ihrem Verhalten zu den erkrankten Theilen eine Bedeutung für das Zustandekommen dieser Veränderungen beizulegen wäre, müssen isoliert und rein gezüchtet werden.*
- *Mit den Reinkulturen muss die Krankheit wieder erzeugt werden können.*

Später wurden die drei Postulate noch durch ein viertes erweitert, da es zur Vervollständigung der Beweisführungskette unumgänglich ist, den selben Erreger zu isolieren, den man in Reinkultur in ein Versuchstier injiziert hat. Auch wenn diese Postulate uns aus

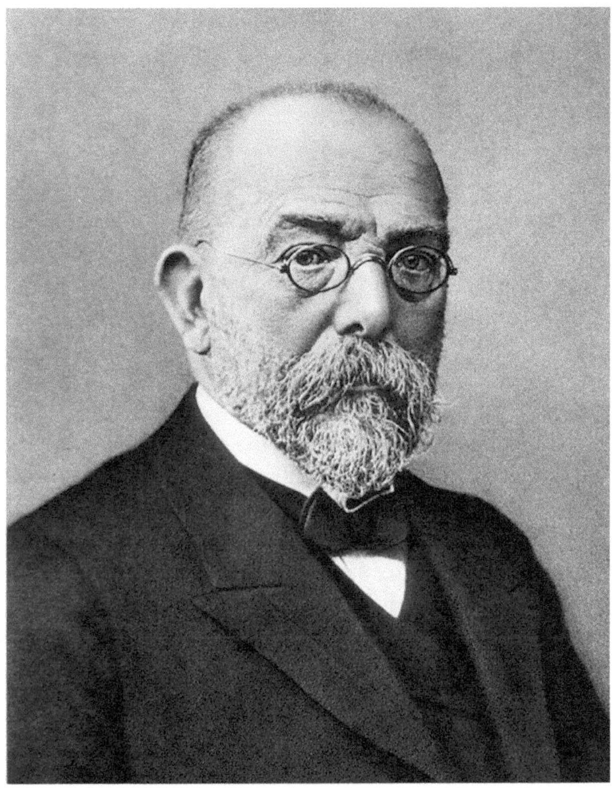

◘ Abb. 5.5 Robert Koch (1843–1910)

heutiger Zeit logisch und selbstverständlich erscheinen, so haben sie und ihre Schlussfolgerungen maßgeblich dazu beigetragen, dass sich die Menschheit von dem antiquierten *Miasmen*-Weltbild verabschiedete und die moderne Mikrobiologie in ihrer Bedeutung anerkannt wurde.

Es ist unumstritten, dass Robert Koch einer der wichtigsten Pioniere der modernen Bakteriologie ist, wofür er auch 1905 mit dem Nobelpreis ausgezeichnet wurde. Allerdings darf man nicht vergessen, dass in dieser Zeit des Umbruches auch viele andere Forscher, wie z. B. Louis Pasteur (1822–1895), Paul Ehrlich (1854–1915) und Emil von Behring (1854–1917), mit ähnlich wichtigen Ergebnissen die bakterielle medizinische Forschung vorangetrieben haben.

Zudem ist die Forschung am Ende des 19. Jahrhunderts auch dadurch geprägt, dass neben *Bacillus anthracis* und *Mycobacterium tuberculosis*, die erstmals von Robert Koch beschrieben wurden, viele andere bakterielle Spezies isoliert und charakterisiert wurden. Zu erwähnen sind u. a. Listerien durch Joseph Lister (1827–1912), Neisseria durch Albert Neisser (1855–1916) oder Clostridien durch Louis Pasteur (1822–1895), um nur einige wenige Exempel zu benennen. Rückblickend muss man anerkennend feststellen, dass es neben dem Ende des 19. Jahrhunderts wohl kaum eine andere Zeit gab, in der eine so große Anzahl von exzellenten Bakteriologen so viele wichtige Beiträge zum Verständnis von Infektionskrankheiten geleistet haben.

5.3 Maßnahmen zur Bekämpfung von Infektionen: Quarantäne, Hygiene, Impfungen und Antibiotika

5.3.1 Quarantäne

Erfolgreiche Methoden zur Bekämpfung von Seuchen kamen schon im Mittelalter zum Einsatz, also lange vor der Entdeckung von Bakterien. Bereits im 14. Jahrhundert beschlossen einige italienische Städte, u. a. auch Venedig, dass Schiffe vierzig Tage auf See verweilen mussten, bevor es ihnen erlaubt war, in die Häfen einzulaufen. Da diese Städte zuvor schon mehrmals von der Pest heimgesucht worden waren, sollte die Regelung dazu dienen, den Ausbruch weiterer Seuchen zu verhindern. Der Begriff Quarantäne leitet sich von diesem Beschluss ab, da im Italienischen „quaranta giorni" so viel wie „vierzig Tage" bedeutet.

Im Kampf gegen die Pest wurde 1424 vom Senat der Stadt Venedig außerdem entschieden, die erste Quarantänestation auf der Insel St. Maria di Nazareth zu errichten. Die Insel wurde später in Lazzaretto Vecchio umbenannt, da die Pestkranken von Mitgliedern des Lazarus Ordens betreut wurden. Zudem erließ der Senat weitere Seuchengesetze und verfügte, dass Verstorbene in Massengräber (Pestlöchern) bestattet werden mussten. Die Einhaltung dieser und anderer Maßnahmen wurde genau kontrolliert und bei Verstößen hart bestraft. So wurde der verbotene Verkauf von Kleidung verstorbener Pestkranker mit der Todesstrafe geahndet. Trotz der strengen Gesetze fiel fast ein Drittel der venezianischen Bevölkerung der Seuche zum Opfer. Auch konnte nicht verhindert werden, dass die Pest in den folgenden hundert Jahren mehr als 20 weitere Male in der Stadt verheerend wütete und großes Elend auslöste.

Von Italien aus verbreitete sich die Pest über Handelswege in den Norden Europas und hinterließ in den nächsten drei Jahrhunderten eine grauenvolle Spur des Unheils. Nach und nach wurden zwar auch in anderen Teilen Europas Quarantänebestimmungen eingeführt, aber es war ein langwieriger und komplizierter Prozess, bis sich diese Vorsichtsmaßnahmen flächendeckend durchsetzen konnten. Diese Vorkehrungen hatten nur einen geringen Erfolg, auch weil es kaum Fortschritte in der medizinischen Versorgung gab.

Die von Hippokrates entwickelte Miasmentheorie wurde immer noch allgemein akzeptiert und sollte erst im 19. Jahrhundert widerlegt werden. Daher setzten im Mittelalter viele Ärzte Behandlungsmethoden ein, die schon seit über tausend Jahren praktiziert wurden. Infiziertes Gewebe wurde mit einem Schnitt geöffnet, um den Eiter herauszulassen, und der Aderlass war gängige Praxis. Um sich selbst zu schützen, trugen Ärzte häufig schwere Schutzanzüge und Schnabelmasken, die mit Kräutern gefüllt waren (◨ Abb. 5.6). Beides sollte sie vor dem Kontakt mit den giftigen Ausdünstungen schützen, die laut der Miasmentheorie aus dem Erdboden kamen und für den Ausbruch der Pest verantwortlich sein sollten. Viele bildliche Darstellungen aus dem 14. bis 17. Jahrhundert geben noch heute Zeugnis über das furchterregende Aussehen der Pestärzte.

Erste Indizien, dass die Pest durch Ratten verbreitet wird, gab es schon im Mittelalter. Doch ein schlüssiger Beweis konnte aber erst Ende des 19. Jahrhunderts erbracht werden. Es war der schweizerisch-französische Arzt und Bakteriologe Alexandre Émile Jean Yersin (1863–1943), dem es 1894 erstmals gelang, den Pesterreger (*Yersinia pestis*) aus den Lymphknoten verstorbener Patienten zu isolieren. Es sollte vier weitere Jahre

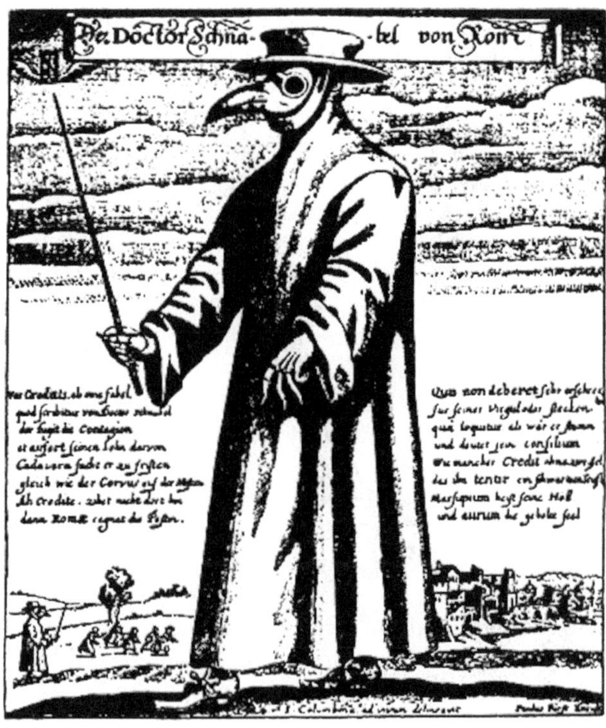

◪ Abb. 5.6 Doktor Schnabel von Rom

dauern, bis der französische Arzt Paul-Louis Simond (1858–1947) herausfand, dass die Beulenpest von Ratten auf Menschen über Flöhe übertragen wird.

Heute, mehr als hundert Jahre später, ist der Infektionszyklus vollständig aufgeklärt. Ratten können den Erreger über verdorbene Nahrung aufnehmen. Dieser kann dann auf Flöhe (*Xenopsylla cheopis*) beim Blutsaugen übertragen werden. Nach dem Biss gelangt das infizierte Blut in den Vormagen der Flöhe. Dort vermehren sich die Bakterien so stark, dass es zu einer Art von Verstopfungskomplikation kommen kann. Bei diesem Vorgang wird das aufgenommen Blut unverdaubar und somit nicht für die Nährstoffaufnahme verwertbar. Dies hat zur Folge, dass in den Flöhen das Verlangen nach weiterer Nahrung steigt. Es kommt zu erneuten Bissattacken, bei denen der Pesterreger aus dem Vormagen des Flohes durch ein quasi Erbrechen (Regurgitation) in die Wunde gelangen kann.

Yersinia pestis ist eigentlich ein rattenspezifisches Pathogen. Stirbt aber der Wirt und sind keine anderen Ratten in der Nähe, weichen die Blutsauger auf andere Spezies aus. Bei einer Übertragung auf den Menschen gelangen die Bakterien über die Lymphbahn in die Lymphknoten. Dort werden sie zwar von Makrophagen gefressen (phagozytiert), aber *Yersinia pestis* hat Methoden entwickelt, die es dem Pathogen erlauben, in den Fresszellen nicht nur zu überleben, sondern sich dort auch zu vermehren. Die Konsequenzen sind katastrophal. Wenn die Replikation des Mikroorganismus in den Makrophagen eine kritische Grenze überstiegen hat, können die Fresszellen sterben und ihren Inhalt inklusive Bakterien in die Lymphknoten ausschütten. Dies wiederum lockt mehr Makrophagen an, um die freigesetzten Bakterien zu phagozytieren.

Dieser Kreislauf führt zu einer fast unkontrollierten Vermehrung des Pathogens und der bei Pesterkrankten charakteristischen Anschwellung der Lymphknoten, die von schwarzen Ödemen umgeben sind (Pestbeulen). Bei einer unbehandelten Infektion können Bakterien in den Blutkreislauf gelangen und eine Sepsis auslösen. *Yersinia*-Bakterien können aber nicht nur über Flöhe, sondern wie beim Husten auch über Tröpfchen übertragen werden, was zu einer Lungenpest führen kann. Ohne Antibiotikabehandlung sind die Sterblichkeitsraten in beiden Fällen sehr hoch. Auch wenn die Pest heute als weitgehend besiegt gilt, kommt es doch immer wieder zu vereinzelten Ausbrüchen. So berichtet die WHO, dass es seit Beginn des neuen Millenniums Pestfälle in Sambia, Indien, Malawi, Algerien, Kongo, China, Peru und Madagaskar gegeben hat.

Neben der Pest gibt es noch eine große Anzahl weiterer Beispiele von Infektionskrankheiten, wie z. B. Lepra und Pocken, in denen schon damals Patienten strikten Quarantänemaßnahmen unterworfen wurden. Heute erfahren diese Maßnahmen eine Renaissance und gewinnen wieder zunehmend an Bedeutung. Die erst kürzlich aufgetretenen Ebola-Fälle zeigen, wie wichtig es ist, erkrankte Menschen zu isolieren, um so den Ausbruch einer Pandemie zu verhindern.

Ein anderes Problem stellen Krankenhausinfektionen oder auch als nosokomiale bezeichnete Infektionen dar. Vor einigen Jahren sind Holland und die skandinavischen Ländern dazu übergegangen, Patienten mit Verdacht auf eine Infektion erst einmal auf einer Isolierstation zu behandeln. Diese und andere Maßnahmen, wie eine verbesserte Hygiene, haben dazu beigetragen, dass die Anzahl an Methicillin-resistenten *Staphylococcus aureus*-(*MRSA*)-Infektionen in diesen Ländern deutlich geringer ist als im restlichen Europa.

Eine der aufwendigsten Quarantänevorsichtsmaßnahmen betrifft aber nicht die Gesundheit von Menschen, sondern die von Tieren. So werden in Deutschland bei einem Ausbruch einer Vogel- oder Schweinegrippe sofort sämtliche Geflügel- oder Schweineställe in der gesamten betroffenen Region so lange unter Quarantäne gestellt, bis eine Entwarnung gegeben werden kann oder alle Tiere gekeult werden müssen. Diese strengen Regelungen sind notwendig, da meist Betriebe mit Massentierhaltung betroffen sind.

Neuere Studien zeigen, dass diese Form der Tierhaltung die Übertragung von Viren und Bakterien auf Menschen forcieren kann. Außerdem kommt es bei der Massentierhaltung häufig zu einem übermäßigen Einsatz von Antibiotika, was nachweislich zu einem Anstieg von Antibiotika-resistenten Keimen beigetragen hat. Wie bereits erwähnt, sind vom Tier auf den Menschen übertragene Infektionen, egal ob viral oder bakteriell, oft nur schwer behandelbar und können bei falschen Gegenmaßnahmen zum Ausbruch von Pandemien führen. Daher werden flächendeckende und regelmäßige Kontrollen in der Massentierhaltung auch langfristig unerlässlich sein, wenn unsere Gesellschaft an dieser Form der Tierhaltung festhalten will.

5.3.2 Hygiene

Bereits in der Antike spielte Hygiene eine wichtige Rolle. Dies lässt sich durch viele historische Dokumente belegen und spiegelt sich auch in der griechischen Mythologie wider. Asklepios wurde als Sohn von Apollon und Koronis geboren und ist uns als Gott der Heilkunst bekannt. Auf Darstellungen ist er immer mit einem Stab in der Hand ab-

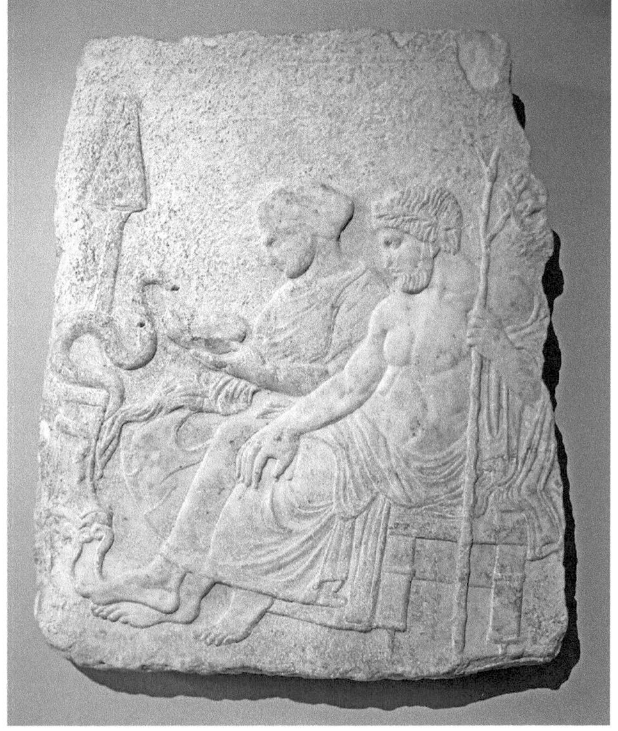

Abb. 5.7 Relief mit Hygieia und Asclepius

gebildet, um den sich eine Natter windet. Auch heute noch ist dieser Stab, auch als Äskulapstab bezeichnet, ein Symbol der Heilkunde, das gerne von Medizinern, Rettungshelfer oder Apothekern verwendet wird.

Mit seiner Frau Epione, der Göttin der Heilung und Linderung von Schmerzen, zeugte Asklepios fünf Töchter und drei Söhne. Zwei ihrer Töchter Panakeia (Πανάκεια) und Hygieia (Υγίεια) hatten sich, wie ihre Eltern, der Heilkunst gewidmet. Panakeia war, wie ihre Mutter, eine Göttin der Heilung und eine Expertin in Heilpflanzen, wohingegen Hygieia als Göttin der Gesundheit verehrt wurde (Abb. 5.7). Ähnlich wie Asklepios werden Panakeia und Hygieia häufig mit Nattern abgebildet.

„Ich schwöre, Apollon den Arzt und Asklepios und Hygieia und Panakeia und alle Götter und Göttinnen zu Zeugen anrufend, dass ich nach bestem Vermögen und Urteil diesen Eid und diese Verpflichtung erfüllen werde." Dies ist der erste Satz des Hippokratischen Eides, der als einer der ersten Ehrenkodizes für Ärzte immer noch große Beachtung findet. Auch wenn heute nicht mehr auf ihn geschworen wird, so hat er in den letzten Jahrtausenden die Arbeit von vielen Medizinern geprägt. Die Tatsache, dass Apollon, Asklepios, Panakeia und Hygieia im ersten Satz gemeinsam genannt werden, zeigt, welche wichtige Bedeutung den Götter und ihren Fähigkeiten in der Antike zugesprochen wurde. Zudem wird deutlich, dass bereits damals Heilung und Gesundheit getrennt betrachtet wurden und man einen Zusammenhang zwischen Gesundheit und Hygiene erkannt hatte.

Auch im Römischen Reich wurde ein großer Aufwand betrieben, um einen hohen hygienischen Standard zu gewährleisten. Noch heute zeugen zahlreiche Ruinen davon, wie weit fortgeschritten die Kanalisationssysteme in Rom und anderen römischen Städten waren. Die große Anzahl von Thermen belegt zudem, dass Körperhygiene einen wichtigen Bestandteil im Leben der Römer spielte. Latrinen wurden gebaut, um den Unrat über Abwasserkanäle abzuleiten. Der Erfolg dieser Maßnahmen wird heute aber auch mit Skepsis betrachtet, da sich über Latrinen auch Infektionen verbreiten konnten.

Öffentliche Latrinen dienten aber auch dazu, Urin zu sammeln, der für das Gerben von Leder sowie zum Waschen von Kleidern verwendet wurde. Der römische Kaiser Vespasian (9–79) machte sich dies zu Nutze und erhob eine Latrinensteuer, um seine Staatskasse aufbessern. Der Überlieferung nach missfiel dies seinem Sohn Titus. Als dieser seinem Vater seine Missbilligung zum Ausdruck brachte, antwortete Vespasian nur, dass Geld im Gegensatz zu Urin nicht stinke (pecunia non olet).

Im Mittelalter verschlechterten sich die hygienischen Zustände dramatisch. Teilweise war dies durch eine Landflucht bedingt, die dazu führte, dass die neuen Ballungszentren in Müll und Unrat versanken. Städte waren zudem häufig an Flüssen gebaut, in die menschliche und tierische Exkremente sowie Abwässer und Abfälle aller Art geleitet wurden. Da viele Menschen sich in diesen Flüssen wuschen und sie zur Trinkwassergewinnung nutzten, waren Infektionskrankheiten, wie Milzbrand, Malaria, Pocken und Ruhr, an der Tagesordnung. Wegen der fehlenden oder nur unzureichenden Abfallentsorgung muss der Gestank in den Städten unerträglich gewesen sein. Viele Menschen dünsteten zudem unangenehme Gerüche aus, die nicht nur von einer fehlenden Zahnhygiene herrührten.

Nach Ausbruch der Pestepidemien wurden aus Angst vor neuen Seuchen viele öffentliche Badeeinrichtungen geschlossen. Dies trug erheblich dazu bei, dass sich eine Wasserphobie ausbreitete und die Körperhygiene auf ein Minimum reduziert wurde. In der Zeit des Barockes (1575–1770) fand diese Entwicklung ihren Höhepunkt und veranlasste den Adel, Puder und Parfüm zu gebrauchen, anstatt sich zu waschen. Auch bei der Haarpflege wurde auf Wasser verzichtet und so kam es zum Einsatz von Perücken, die ein idealer Aufenthaltsort von Flöhen und Läusen waren (◘ Abb. 5.8). Nicht von ungefähr stammt der Ausspruch *„kratzen statt waschen"* aus dieser Zeit.

Zu Beginn des 18. Jahrhunderts veränderten sich allmählich die katastrophalen Zustände, u. a. weil Europa von weiteren Pestausbrüchen verschont blieb und sich die hygienische Situation in vielen Städten langsam verbesserte. Jedoch drohten neue Gefahren wie z. B. die Cholera, die erstmals Anfang des 19. Jahrhunderts von Indien kommend über Russland nach Europa eingeschleppt wurde. Vier weitere Pandemien sollten in den nächsten hundert Jahren folgen.

Als Auslöser von Cholera gilt der bakterielle Erreger *Vibrio cholerae*. Das Pathogen wird meist über Trinkwasser, aber auch über verdorbene Lebensmittel übertragen. Einmal infiziert leiden Cholerapatienten unter massiven Durchfallerkrankungen, die innerhalb von wenigen Tagen zum Tode führen können. Trotz der städtebaulichen Fortschritte waren sowohl die Trinkwasserversorgung als auch Abwasserentsorgung zu Beginn des 19. Jahrhunderts immer noch unzureichend. Dies führte dazu, dass sich Cholera in vielen europäischen Städten über verseuchtes Wasser rasant schnell ausbreitete.

Aufgrund des rapiden Krankheitsverlaufes wurde vermutet, dass die Seuche durch die Luft übertragen werde. Wie bereits beschrieben war Max von Pettenkofer ein großer

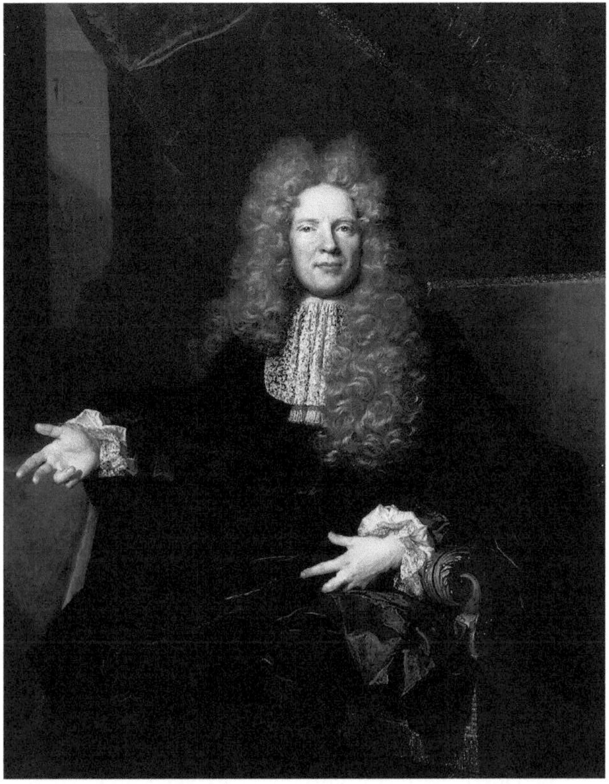

Abb. 5.8 Portrait von Lambert de Vermont

Befürworter der Miasmentheorie und vertrat daher ebenfalls diese Meinung. Er kam zu dem Schluss, dass die Beschaffenheit des Erdbodens und des Grundwassers hierbei eine große Rolle spielen müsse. Seine wissenschaftlichen Studien würden beweisen, argumentierte er, dass dies zu den giftigen Ausdünstungen führe. Daher forderte er seine Heimatstadt München immer wieder auf, bessere hygienische Standards einzuführen.

Auch wenn aus heutiger Sicht seine wissenschaftlichen Schlussfolgerungen in großen Teilen nicht zutreffend waren, so gelang es Max von Pettenkofer durch seinen massiven und unermüdlichen Einsatz, dass Mitte des 19. Jahrhunderts in München eine zentrale Trinkwasserversorgung und Kanalisation errichtet wurden. Beides trug dazu bei, dass die Seuchengefahr spürbar sank und München Ende des 19. Jahrhunderts zu einer der saubersten Städte Europas wurde. Überreste dieser Baumaßnahmen kann man heute noch vereinzelt finden. Pettenkofer Kanäle, wenn auch modernisiert, sind nach über hundert Jahren immer noch ein Teil des Müncheners Abwassersystems.

Diese, aber auch viele andere Verdienste, trugen erheblich zu Max von Pettenkofers wissenschaftlicher Anerkennung bei. 1865 wurde er zum ersten deutschen Professor für Hygiene ernannt und Ende der 1870er-Jahre gründete er in München das erste deutsche Institut für Hygiene. Heute ist es nach ihm benannt und gilt als eines der renommiertesten Hygieneinstitute Deutschlands. In Anbracht seiner eindrucksvollen Erfolge ist es verständlich, dass Max von Pettenkofer bis ins hohe Alter mit allen Mitteln versuchte, die Richtigkeit der Miasmentheorie zu beweisen. Seine verbitterten wissenschaftlichen

Auseinandersetzungen mit Robert Koch, die er trotz des Selbstversuches mit einer Cholerakultur nicht gewinnen konnte, ließen ihn resignieren. Depressiv zog er sich daher nach und nach von seinen Ämtern zurück und nahm sich 1901 das Leben, auch um einer beginnenden Demenz zu entgehen.

Einen verzweifelten Kampf ganz anderer Art führte der ungarische Mediziner Ignaz Philipp Semmelweis (1818–1865). Mitte des 19. Jahrhunderts arbeitete er als Assistenzarzt im Allgemeinen Krankenhaus der Stadt Wien. Die Klinik hatte zu dieser Zeit zwei Geburtshilfeabteilungen. In einer wurden die Mütter hauptsächlich von Hebammen betreut und in der anderen von Medizinstudenten. Während die Hebammen sehr auf Sauberkeit ausgerichtet waren, kamen die Medizinstudenten oft zu den jungen Frauen, direkt nachdem sie Leichen seziert hatten. Da Hygiene unter Ärzten zu dieser Zeit häufig verpönt war, breitete sich auch unter den Studenten die Auffassung aus, dass man nach einer pathologischen Untersuchung sich die Hände weder waschen geschweige denn desinfizieren müsse. Sie würden ja eh wieder schmutzig, wurde als Argument angeführt. Die Folgen waren katastrophal. Ignaz Semmelweis stellte fest, dass in der Abteilung, die von Hebammen versorgt wurde, ungefähr 4 % der Frauen an Kindbettfieber starben, wohingegen die Sterblichkeitsrate in der anderen Abteilung mehr als dreimal so hoch war.

Für Ignaz Semmelweis bestand kein Zweifel, dass *klebende Cadavertheile* an den Händen der Studenten für die hohe Sterblichkeitsrate verantwortlich waren. Nur unter Zwang gelang es ihm, die Studenten dazu zu bewegen, ihre Hände in einer Chlor-Kalk-Lösung zu desinfizieren, bevor sie die Geburtshilfestation betreten durften. Der Erfolg blieb nicht aus und die Sterblichkeitsrate in der Abteilung sank erheblich. Die Bedeutung dieser Befunde war von weitreichender Tragweite, weil sie auch ein Eingeständnis war, dass die behandelnden Ärzte den Tod vieler junger Mütter zu verantworten hatten.

Bedauerlicherweise wurden die Erfolge von Ignaz Semmelweis weder von seinen Kollegen entsprechend gewürdigt, noch kam es zu einer Änderung der gängigen Praxis. Stattdessen erfuhr er viele Anfeindungen und seine Karriere in Wien wurde auf Eis gelegt. Frustriert und enttäuscht entschloss sich Ignaz Semmelweis 1850, der Stadt den Rücken zuzukehren und als Arzt in Ungarn zu arbeiten. Bis kurz vor seinem Tod appellierte er immer wieder mit deutlichen Worten an seine Kollegen, dass das Morden aufhören müsse und man nicht mehr Irrtümer über das Kindbettfieber verbreiten solle (◙ Abb. 5.9).

In den letzten Jahren vor seinem Tod galt Ignaz Semmelweis als zunehmend aufbrausend und exzentrisch. 1865 wurde er von drei Kollegen ohne Einweisung in die damalige staatliche Landesirrenanstalt Döbling bei Wien eingeliefert, wo er nach zwei Wochen im Alter von nur 47 Jahren verstarb. Berichten zufolge soll der Grund seines Ablebens eine Blutvergiftung gewesen sein. Diese sei aus einer kleinen Wunde am Daumen hervorgegangen, die er sich bei einer Auseinandersetzung mit dem Anstaltspersonal zugezogen haben soll. Anderen Quellen zufolge wurde er vom Personal erschlagen. Bis heute wird seine Todesursache kontrovers diskutiert und gibt Anlass zu konspirativen Theorien.

Nach seinem Tod sollten fast zwanzig Jahre vergehen, bis eine öffentliche Rehabilitierung erfolgte. 1883 beschrieb der deutsche Mediziner Ernst Ludwig Alfred Hegar (1830–1914) in seinem Buch *„Ignaz Philipp Semmelweis. Sein Leben und Seine Lehre"* nicht nur, welche außerordentliche Bedeutung der ungarische Arzt für die Medizin hatte, sondern auch welchen Schikanen er ausgesetzt gewesen war.

In einigen Teilen der Welt sind Infektionskrankheiten bei werdenden Müttern immer noch ein ernstzunehmendes Problem. 2016 berichtete die WHO z. B., dass sich in

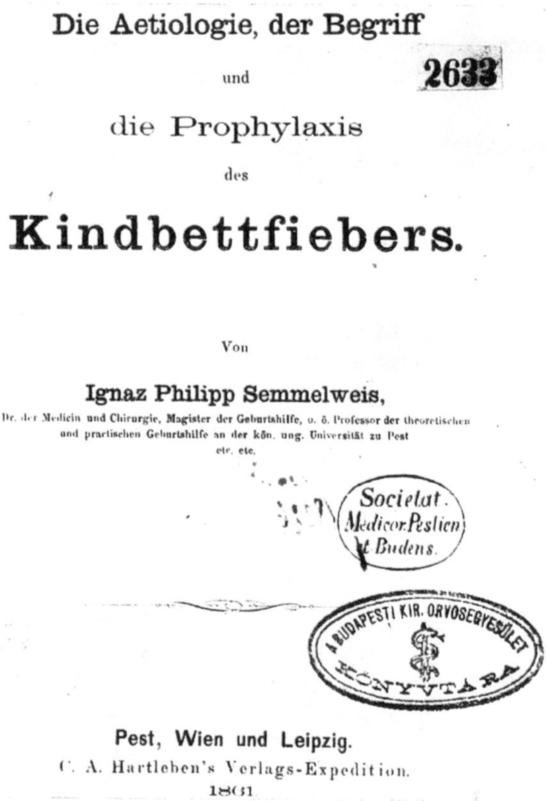

◘ **Abb. 5.9** „Die Aetiologie, der Begriff und die Prophylaxis des Kindbettfiebers" Ignaz Philipp Semmelweis (1860)

Die Aetiologie, der Begriff

und

die Prophylaxis

des

Kindbettfiebers.

Von

Ignaz Philipp Semmelweis,

Dr. der Medicin und Chirurgie, Magister der Geburtshilfe, o. ö. Professor der theoretischen und practischen Geburtshilfe an der kön. ung. Universität zu Pest etc. etc.

Pest, Wien und Leipzig.
C. A. Hartleben's Verlags-Expedition.
1861

Afrika ungefähr 20 % der Frauen infizieren, wenn sie ihr Kind durch Kaiserschnitt zur Welt bringen. In demselben Bericht wurde zudem vermerkt, dass auch andere chirurgische Eingriffe nosokomiale Infektionen auslösen können. Dies kommt besonders häufig in Staaten mit niedrigen und mittleren Pro-Kopf-Einkommen vor. Nach einer Operation liegt die Infektionsrate in diesen Ländern laut WHO bei ca. 11 %.

Einer weiteren WHO-Studie von 2016 ist zu entnehmen, dass jedes Jahr, neben Luftverschmutzung und passiv Rauchen, weitere Risikofaktoren wie verseuchtes Wasser, das Fehlen von sanitären Einrichtungen und unzureichende Hygiene zum Tode von 1,7 Millionen Kindern unter 5 Jahren beitragen. Untersuchungen dieser Art zeigen nur zu deutlich, dass die hygienischen Standards in vielen Ländern noch unzureichend sind und es bei besseren Bedingungen möglich gewesen wäre, viel Leid zu verhindern und zahlreiche Leben zu retten.

Krankenhausinfektionen sind aber auch in Deutschland ein großes Problem. Eine Studie des Robert Koch-Institutes aus dem Jahre 2011 belegt, dass 3,8 % aller Patienten während ihres Aufenthaltes in deutschen Krankenhäusern an einer Infektion erkranken. In Hinblick auf eine wachsende Anzahl Antibiotika-resistenter Keime sind diese Zahlen besorgniserregend. Verbesserte hygienische Standards sind daher dringendst vonnöten, um einen weiteren Anstieg nosokomialer Infektionen entgegenzuwirken.

Aber was ist eigentlich Hygiene? Laut der WHO befasst sich Hygiene mit den Bedingungen und Maßnahmen, die notwendig sind, um Gesundheit zu erhalten und das Ausbreiten von Krankheiten zu verhindern. In Krankenhäusern ist die Einführung entsprechender hygienischer Standards kosten- und arbeitsintensiv und bedarf der Anweisung und Überprüfung von ausgebildeten Hygieneärzten. Im Gegensatz zu anderen Ländern, wie z. B. den Niederlanden, gibt es in Deutschland zu wenig Mediziner mit dieser Ausbildung. Leider stehen die Verbesserungsvorschläge von Hygieneärzten oft nicht im Einklang mit den gesetzlich vorgeschriebenen Kostenersparnissen und so führen sie einen Kampf, der doch sehr an den von Ignaz Semmelweis erinnert.

5.3.3 Impfungen

Der Ausspruch „Schluckimpfung ist süß – Kinderlähmung ist grausam" steht für eine Impfkampagne, die 1962 in Deutschland ins Leben gerufen wurde (◘ Abb. 5.10). Der flächendeckenden Maßnahme ist es zu verdanken, dass 1990 den Gesundheitsbehörden der letzte Poliofall gemeldet wurde. Zwölf Jahre später wurde sogar ganz Europa für von Polio befreit erklärt. Auch weltweit kam es zu einem deutlichen Rückgang. So wurden 2015 der WHO nur noch 74 Poliofälle gemeldet, meist aus Ländern wie Pakistan oder Afghanistan, in denen nicht landesweit geimpft wird.

Ausgelöst wird die Kinderlähmung durch Infektionen mit dem Poliovirus. Das RNS-Virus kann sich über Lymph- und Blutbahnen ausbreiten, um dann bevorzugt Nervenstränge anzugreifen und sie zu schädigen. Die Folgen sind katastrophal und führen zu Lähmungen und Gelenkschäden sowie bei Kindern zu einem begrenzten Wachstum der betroffenen Gliedmaßen. Masern, Mumps und Röteln sind weitere Kinderkrankheiten, die durch Viren ausgelöst werden und gegen die eine Impfung ausreichend Schutz bieten kann.

Aber auch bei Erwachsenen, besonders bei älteren Menschen mit einem geschwächten Immunsystem, werden Impfungen gegen Viruserkrankungen wie Grippe empfohlen. Zudem gibt es auch eine Reihe von Impfungen gegen Bakterien. So ist fast jeder Mensch in Deutschland gegen Tetanus geimpft. Als Wundstarrkrampf bekannt,

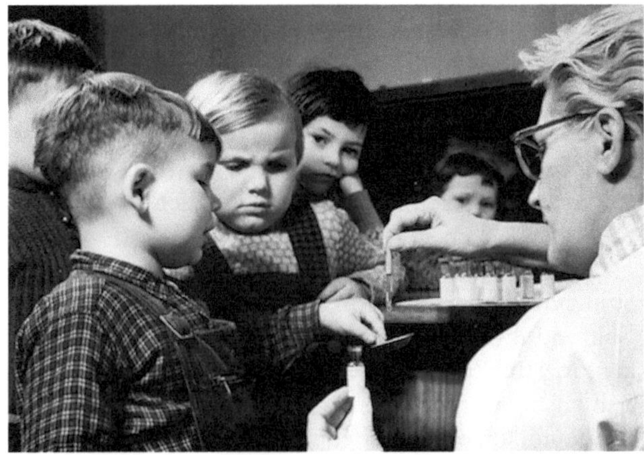

◘ **Abb. 5.10** Schluckimpfung im Kindergarten 1960

wird Tetanus durch das Bakterium *Clostridium tetani* ausgelöst. Andere Impfstoffe wirken gegen Keuchhusten, der durch *Bordetella pertussis* hervorgerufen wird, oder werden eingesetzt, um einer Lungenentzündung vorzubeugen, die durch Pneumokokken ausgelöst werden kann.

Die Erfolgsgeschichte des Impfens hat viele Kapitel und ein besonders wichtiges behandelt den Kampf gegen Pocken. Diese werden wie bei Polio über Viren ausgelöst. Allerdings handelt es sich hierbei nicht um einen RNS-Virus, sondern um einen Doppelstrang DNS-Virus, der auch als Variola-Virus bezeichnet wird. Übertragen wird die Krankheit durch Tröpfchen. Erste Anzeichen einer Infektion sind Kopf- und Rückenschmerzen sowie Fieber mit Temperaturen über 40 Grad. Dann beginnt auf der Haut die typische Bildung von Pusteln, die mit übelriechendem Eiter gefüllt sind und nach ein paar Tagen verkrusten. Zurück bleiben Narben; bei schwerwiegenden Infektionen können Patienten erblinden, ihr Gehör verlieren oder Hirn- und Lungenschäden davontragen. Die Todesrate liegt bei ca. 30 %.

Wie auch bei vielen anderen Infektionskrankheiten gibt es erste Hinweise auf Pockenerkrankungen aus vorchristlicher Zeit. Das Alte Testament berichtet beispielsweise von 10 Plagen, die über Ägypten hereinbrachen. In der 6. Plage werden schwarze Blattern und Geschwüre, die zu eitrigen Blasen führten, genannt. Die Vermutung liegt nahe, dass es sich hierbei um Pocken gehandelt hat. Untersuchungen an Mumien konnten diese Annahme bestätigen. Eines der berühmtesten Opfer ist Ramses V. (11. Jahrhundert v. Chr.), dessen sterbliche Überreste charakteristische Narben haben, die auf eine Pockenerkrankung hinweisen. Dokumente aus China und Indien deuten zudem darauf hin, dass es auch dort vor mehr als 2000 Jahren zu Ausbrüchen von Pocken gekommen ist.

Wann die Krankheit in Europa aufgetaucht ist, lässt sich nicht genau bestimmen. Während der Peloponnesischen Kriege (431–404 v. Chr.) wurde Athen von einer Seuche heimgesucht, der mehr als 20.000 Menschen zum Opfer fielen. Ob es sich hierbei um Pest oder Pocken handelte, wird kontrovers in der Literatur diskutiert. Die meisten wissenschaftlichen Veröffentlichungen gehen davon aus, dass die Menschen einem Pestausbruch zum Opfer fielen. Einige Forscher vermuten aber, dass es sich auch um Pocken gehandelt haben könnte, was sie mittels epidemiologischen als auch klinischen Daten belegen.

Der griechische Historiker Thucydides (460–400 v. Chr.) war ein Zeitzeuge dieser Kriege. Neben seinen politischen Analysen findet man aber auch Informationen über den Ausbruch der Seuche. So stellte er z. B. fest, dass Menschen, die eine Infektion überlebt hatten, vor einer weiteren geschützt waren. Dies ist das älteste bekannte Dokument, in dem beschrieben wird, dass eine überstandene Infektion Schutz bietet. Jedoch wäre es übertrieben, Thucydides als Vater der adaptiven Immunologie zu bezeichnen.

Im Mittelalter wurde Europa immer wieder von Epidemien heimgesucht, wobei die Folgen von Pockenausbrüchen nicht so verheerend waren wie die der Pest. Die Kreuzzüge in der Zeit von 11. bis zum 13. Jahrhundert trugen erheblich dazu bei, dass sich die Pocken in Europa weiter ausbreiten konnten. Auch England war betroffen und wurde gleich mehrmals von Pockenepidemien heimgesucht. Eines der bekanntesten Opfer aus dem 16. Jahrhundert ist Königin Elizabeth I. (1533–1603), die im Alter von 29 Jahren eine Infektion überlebt haben soll. Weitere Epidemien folgten im 17. und 18. Jahrhundert und machten auch dieses Mal vor dem Königshaus nicht halt. Im Gegensatz zu Elizabeth I. erlag jedoch Königin Mary II. (1662–1694) ihrer Erkrankung.

Als Folge der europäischen Kolonialpolitik wurden Pocken weltweit verbreitet und erreichten Länder wie Amerika und Australien. So wurden sie 1775 von spanischen Seefahrern an die Pazifikküste Nordamerikas eingeschleppt und dezimierten dort 30 % der lokalen Bevölkerung. Ein ähnliches Schicksal ereilte 1789 die australischen Aborigines. Denn nur fünfzehn Monate nachdem die erste britische Flotte mit Marinesoldaten, Matrosen und Strafgefangenen in Port Jackson eingelaufen war, starben in der heutigen Umgebung von Sydney ca. 50 % der Ureinwohner aufgrund von Pockenerkrankungen.

Das Europa des 18. Jahrhunderts wird heute u. a. auch als Zeitalter der Pocken bezeichnet. Insbesondere Kinder und Jugendliche fielen der Krankheit zum Opfer. Mit der Einführung von Pockenimpfungen konnte sich die Lage gegen Ende des Jahrhunderts deutlich verbessern. Zwar wurde auch schon zuvor in asiatischen und arabischen Ländern eine Vorform der Pockenimpfung verabreicht, aber diese kam kaum in Europa zum Einsatz.

Wann genau die als „Variolation" bezeichnete Impfpraktik zum ersten Mal verwendet wurde, lässt sich nicht genau belegen. Die ersten fundierten Berichte stammen aus dem 17. Jahrhundert, aber angeblich soll sie schon vor 3000 Jahren in China praktiziert worden sein. Im Gegensatz zu einer Impfung wurden bei der Variolation nicht tierische, sondern menschliche Pockenviren zur Behandlung verwendet. Dazu wurde der Schorf von Wunden geheilter Überlebender pulverisiert und gesunden Personen verabreicht. Diese inhalierten das Pulver entweder über die Nase oder ließen es sich in zugeführte Wunden injizieren. Die Variolation war nicht ungefährlich. Zwar waren die Pockenviren nach einer überstandenen Krankheit oft weniger virulent, aber es bestand immer noch ein beträchtliches Risiko, dass es zu einem erneuten Ausbruch der Krankheit kommen konnte. Ihre Durchführung war daher mit hohen Sterblichkeitsraten verbunden.

Aus Asien wurde das Verfahren von den Seldschuken, einem Volkstamm mit Ursprung in Kasachstan und Usbekistan, über den Kaukasus in das Osmanische Reich eingeführt. Dort erfuhr auch die Schriftstellerin Lady Mary Montagu (1689–1762) von der Variolation. Als Frau des britischen Botschafters Edward Wortley Montagu folgte Lady Mary Montagu ihrem Mann 1717 nach Konstantinopel und verbrachte dort zwei weitere Jahre. Bis zu ihrem 26. Lebensalter galt Lady Mary Montagu als eine besondere Schönheit, aber dann erkrankte sie selbst 1715 an einer Pockeninfektion. Zwar überlebte sie die Krankheit, bezahlte sie aber mit vielen Narben, die ihr Gesicht entstellten. Nicht genug bestraft von diesem Schicksal, verlor sie 18 Monate zuvor auch noch ihren 20 Jahre alten Bruder, der ebenfalls an Pocken erkrankt war.

Es war daher vielleicht auch die Angst vor weiteren Verlusten, die Lady Mary Montagu 1718 veranlasste, ihren fünfjährigen Sohn erfolgreich mit dem gefährlichen Schorfpulver behandeln zu lassen. Nach der Rückkehr in ihr Heimatland ließ sie auch noch ihre vierjährige Tochter dieser Prozedur unterziehen. Da Lady Mary Montagu der Londoner High Society angehörte, machten ihre Berichte die Runde. Viele Mitglieder der Oberschicht und der königlichen Familie waren so sehr beeindruckt von den Erfolgen der Variolation, dass sie sich ebenfalls behandeln ließen. So konnte sich diese Methode sowohl in England als auch in anderen europäischen Ländern verbreiten.

Hätte man 1757 den damals achtjährigen Edward Jenner (1749–1823) in Gloucester nicht einer Variolation-Behandlung unterzogen und wäre er an einer Pockeninfektion gestorben, dann hätte die Medizingeschichte in England und Europa vielleicht einen anderen Verlauf genommen. Schon als Kind entwickelte Edward Jenner ein großes In-

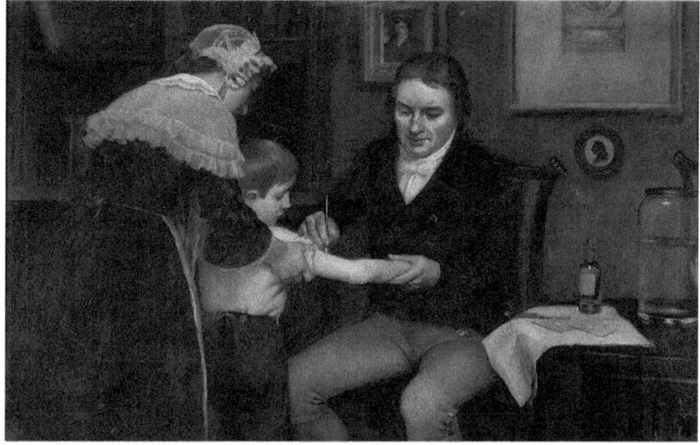

Abb. 5.11 Impfung von James Phipps durch Edward Jenner

teresse an den Naturwissenschaften, und so war es nicht verwunderlich, dass er später eine medizinische Laufbahn einschlug.

Als Arzt begann er sich Ende des 18. Jahrhunderts für Kuhblattern, auch Kuhpocken genannt, zu interessieren. Grund hierfür war, dass ihm schon einige Jahre zuvor berichtet worden war, dass Milchmädchen, die an Kuhblattern erkrankt waren, vor Pocken geschützt seien. In einem aus heutiger Sicht mehr als ethisch fragwürdigen Experiment wollte er testen, ob diese Information in eine Behandlung gegen Pocken umgesetzt werden könne. Als Versuchsperson wurde James Phipps, der achtjährige Sohn seines Gärtners auserkoren. Ihm injizierte Edward Jenner am 4. Mai 1796 Kuhblattern, was zu einem leichten Fieber und Unwohlsein führte, von dem sich der Junge aber schnell erholte (■ Abb. 5.11). Zwei Monate später im Juli 1796 wurde der Vorgang wiederholt. Jedoch wurde diesmal nicht mit Kuhblattern infiziert, sondern hoch infektiöses Material verwendet, das den menschlichen Pockenerreger enthielt. James Phipps überlebte diese Behandlung ohne nennenswerte Krankheitssymptome. Somit war einer der Grundsteine der modernen Impfung gelegt.

Seine Ergebnisse fasste Edward Jenner in einem kurzen Artikel zusammen, den er 1797 an die Royal Society schickte. Der Beitrag wurde aber mit der Forderung nach mehr experimentellen Beweisen abgelehnt, da man seine Schlussfolgerungen für zu gewagt hielt. Angespornt von dieser Kritik, wurden weitere Kinder, u. a. sein eigener 11 Monate alter Sohn, mit Kuhblattern geimpft. Als auch diese Versuchspersonen nicht an Pocken erkrankten, konnte er seine Ergebnisse endlich publizieren und sie der Öffentlichkeit preisgeben.

Edward Jenner hat mit seiner Forschung auch den englischen Sprachgebrauch beeinflusst. Da das Wort „vacca" aus dem Lateinischen stammt und Kuh bedeutet, bezeichnete Edward Jenner seinen Impfstoff als *„vaccine"* und den Impfvorgang als *„vaccination"*. Beide Begriffe haben sich inzwischen so sehr im englischen Sprachgebrauch etabliert, dass sie nicht mehr wegzudenken sind. Jedoch ist ihre heutige Verwendung nicht ganz korrekt, da Kühe bei der Entwicklung von Impfstoffen keine Rolle mehr spielen.

Viel wichtiger aber ist, dass Edward Jenner mit seinen Experimenten zu Impfungen die Grundlagen für eine neue Ära ins Leben gerufen hat, auch wenn sie damals mit sehr viel Argwohn betrachtet worden waren (■ Abb. 5.12). Seine Forschungsergebnisse haben dazu geführt, dass 1980 die Welt nicht nur für von Pocken befreit erklärt wurde, sondern auch, dass Impfstoffe für viele andere Infektionskrankheiten entwickelt werden konnten.

5

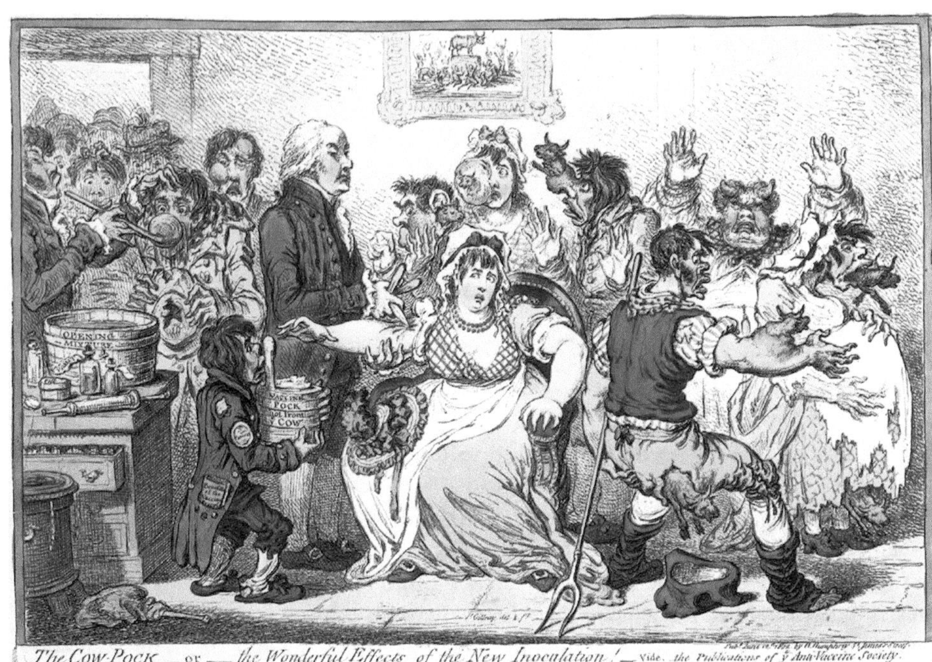

☉ **Abb. 5.12**   Karikatur von James Gillray über die Pockenimpfung (1802)

5.3.4 **Antibiotika**

Antibiotika sind Wirkstoffe, die das Wachstum von Bakterien unterbinden können. Dabei unterscheidet man zwischen bakteriziden und bakteriostatischen Antibiotika. Erstere Substanzen können Bakterien abtöten, während letztere nur eine hemmende Funktion haben. Wie auch viele andere medizinische Fachbegriffe kommt der Terminus „Antibiotikum" aus der griechischen Sprache, abgeleitet von „Antibiose" (anti = ἀντί und bios = βίος). Ins Deutsche übersetzt, bedeutet er „gegen das Leben". Die Bezeichnung wurde vom französischen Pilzforscher Jean Paul Vuillemin (1861–1932) Ende des 19. Jahrhunderts eingeführt und beschreibt die Fähigkeit eines Organismus, das Wachstum eines anderen Organismus zu beeinträchtigen, um sich dadurch einen Vorteil zu verschaffen. Häufig wird dies von Parasiten genutzt, um andere parasitäre Konkurrenten, die denselben Wirt befallen könnten, außer Gefecht zu setzen.

Ein halbes Jahrhundert später veröffentlichte der US-amerikanische Biochemiker Selman Waksman (1888–1973) erstmals einen Artikel über bakterielle Substanzen mit antibiotischen Eigenschaften (☉ Abb. 5.13). Dem späteren Nobelpreisträger gelang es in den 1940er-Jahren mit seinem Team, ein Bakterium aus dem Erdboden zu gewinnen, das er „*Actinomyces antibioticus*" bezeichnete. Später sollte es in „*Streptomyces antibioticus*" unbenannt werden.

Aus diesem Bakterium wurde das Antibiotikum Actinomycin isoliert. Zwar hat es eine antimikrobielle Aktivität gegen eine Vielzahl von Bakterien und Pilzen, es wirkt aber auch toxisch auf *eukaryotische* Zellen. Daher sind Actinomycine aus klinischer

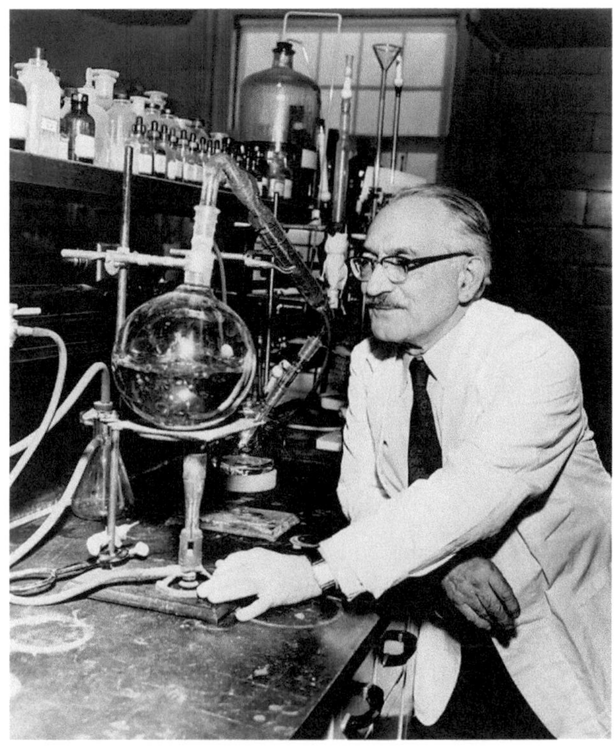

◘ Abb. 5.13 Selman Waksman (1888–1973)

Sicht keine geeigneten Arzneimittel, um Infektionskrankheiten zu behandeln. Sie werden jedoch, insbesondere Actinomycin D, als Chemotherapeutika in der Krebstherapie eingesetzt.

Auf der Suche nach Substanzen mit antibiotischer Wirkung sei er akribisch vorgegangen, betonte Selman Waksman 1953 in seiner Nobelpreisrede, und die Isolierung von Streptomycin sei der Höhepunkt dieser gewissenhaften Suche gewesen. Streptomycin hat im Gegensatz zu Actinomycin deutlich weniger Nebenwirkungen und wurde bereits 1944 in Zusammenarbeit mit der Firma Merck in klinischen Studien getestet. Als Selman Waksman den Nobelpreis entgegennahm, erhielt er einen Blumenstrauß von einem Mädchen, welches als erstes Kind nach einer Streptomycinbehandlung von einer Hirnhautinfektion geheilt worden war.

Wie viele andere bedeutende Entdeckungen endete die Erfolgsgeschichte des Actinomycins im Streit. Der Mikrobiologe Albert Israel Schatz (1920–2005) arbeitete nach Ablauf seines Studiums im Labor von Selman Waksman und war maßgeblich an der Entdeckung von Streptomycin beteiligt. Zusammen publizierten beide mehrere Streptomycin-Artikel und meldeten Patente an. In einem Bericht, der 50 Jahre nach der Entdeckung von Streptomycin veröffentlicht wurde, beschreibt Albert Schatz, wie er auf Drängen von Selman Waksman einen Vertrag unterschrieben hatte, der ihm nicht mehr als 1 $ vom Gewinn zukommen ließ. Als er später jedoch erfuhr, dass Selman Waksman sich selbst 20 % der Gewinne zugestand, ging er vor Gericht. Es kam zu einem Prozess, in dem es um viel Geld ging und der außergerichtlich zugunsten von Albert Schatz entschieden wurde.

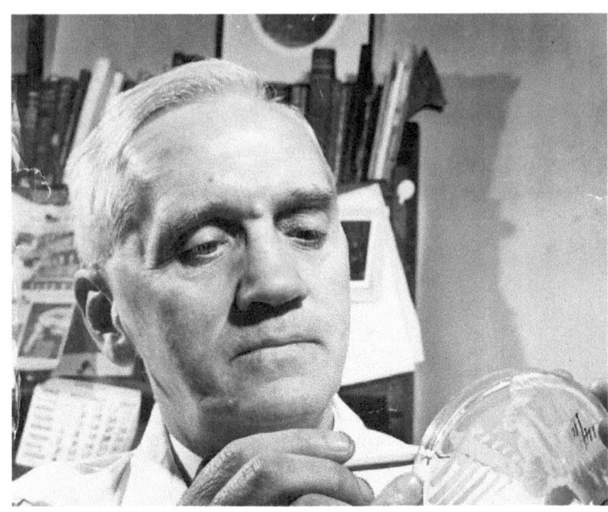

Bei Vergabe des Nobelpreises kam es wieder zu Unstimmigkeiten, da sich Albert Schatz erneut übergangen fühlte. Viele Jahre später verlieh die Rutgers Universität in New Jersey (USA), an der Albert Schatz seine Streptomycinarbeiten durchgeführt hatte, ihm nachträglich ihren höchsten wissenschaftlichen Preis. Diese Wiedergutmachung vermochte ihm aber nicht seine Verbitterung zu nehmen, die ihn bis zu seinem Tod verfolgte. Aus heutiger Sicht sind viele Wissenschaftler der Meinung, dass beide Forscher den Nobelpreis verdient hätten.

Neben Bakterien sekretieren auch viele Pilzarten antimikrobielle Substanzen. Bekanntestes Beispiel ist Penicillin, das bereits 1928 von Sir Alexander Fleming (1881–1955) aus dem Schimmelpilz *Penicillium notatum* isoliert wurde (**◘** Abb. 5.14). Für diese Entdeckung wurde er 1945 mit dem Nobelpreis ausgezeichnet. Penicillin und Penicillin-Derivate gehören immer noch zu den wichtigsten Antibiotika, die bei bakteriellen Infektionen eingesetzt werden. Wegen der nachhaltigen Bedeutung seiner Entdeckung wird Alexander Flemings Preis für eine der wichtigsten Auszeichnungen gehalten, die jemals vom Nobelkomitee vergeben wurde.

Die gezielte Suche nach antimikrobiellen Substanzen begann aber schon Ende des 19. Jahrhunderts, also direkt nachdem die Existenz von Bakterien nachgewiesen worden war und diese für den Ausbruch von Seuchen verantwortlich gemacht werden konnten. Insbesondere die Kultivierung von Bakterien machte es möglich, die bakterizide oder bakteriostatische Wirkung von Substanzen im Reagenzglas zu testen.

Eines der ersten Arzneimittel zur Bekämpfung von bakteriellen Infektionen, das kommerziell von der Firma Hoechst vertrieben wurde, war Salvarsan. Die organische Arsenverbindung wurde zur Behandlung von Syphilis eingesetzt. Salvarsan ist auch als Präparat 606 bekannt, weil es die 606. chemische Verbindung war, die von dem japanischen Bakteriologen Sahachiro Hata (1873–1938) im Labor von Paul Ehrlich untersucht wurde. Aber auch andere synthetische Verbindungen wie Prontosil, ein Azofarbstoff, oder Suramin, ein Analogon des Azofarbstoffs Trypanblau, wurden therapeutisch verwendet. Allen Substanzen ist gemeinsam, dass sie wegen ihren schwerwiegenden Nebenwirkungen nach der Einführung von Penicillin kaum noch eingesetzt wurden.

Weniger erfolgreich verliefen die Bemühungen von Robert Koch, ein Heilmittel gegen Tuberkulose zu finden. Nachdem er als einer der ersten Wissenschaftler das Tuberkulosebazillus isolieren und in Kultur halten konnte, war es sein nächstes Ziel, einen Wirkstoff gegen dieses Bakterium zu entwickeln. Gegen Ende des 19. Jahrhunderts glaubte Robert Koch, fündig geworden zu sein.

Zu dieser Zeit starb fast jeder siebte Mensch im damaligen deutschen Kaiserreich an Tuberkulose. Es war daher kaum verwunderlich, dass Kochs Bekanntmachung über den neuen Wirkstoff, den er Tuberkulin nannte, eine Hysterie auslöste. Seine Forschungsergebnisse zeigten, dass er Tuberkulin infizierte Meerschweinchen vollständig heilen konnte. Außerdem injizierte er den Wirkstoff sich selbst und seiner 17-jährigen Geliebten Hedwig Freiberg (1872–1945), die er drei Jahre später heiratete. Beide erkrankten zwar schwer, erholten sich aber nach kurzer Zeit.

Aufgrund dieser und weiterer Forschungsergebnisse war Robert Koch der festen Überzeugung, dass Tuberkulin ein für Menschen ungefährliches Arzneimittel gegen Tuberkulose sei. Daher empfahl er 1890, Tuberkulin an Tuberkulosepatienten zu verabreichen. Die Zusammensetzung der Inhaltsstoffe von Tuberkulin hielt er zunächst geheim. Auf Druck der Öffentlichkeit gab er schließlich bekannt, dass Tuberkulin aus abgetöteten Tuberkulosebakterien bestehe, die in Glyzerin aufgelöst worden seien.

Auch wenn anfänglich von positiven Erfolgen berichtet wurde, starben letztendlich zu viele Patienten nach einer Tuberkulinbehandlung. Im Laufe der Zeit wurde es immer offenkundiger, dass Tuberkulin als Medikament versagt hatte. Die Presse berichtete sogar vom „Tuberkulinschwindel“. Zudem wurde spekuliert, dass Robert Koch sich finanziell bereichern wolle, weil er seine Heirat mit Hedwig Freiberg plane und er das Geld für die Scheidung von seiner damaligen Frau benötige. Die Bevölkerung war darüber aufgebracht und das Gerücht verbreitete sich, dass Robert Koch hohe Geldsummen von Arzneiherstellerfirmen erhalten hätte. Um dem ganzen Medientrubel zu entgehen, suchte er sein Heil in der Flucht und reiste mit seiner Geliebten für mehrere Monate nach Ägypten. Die Empörung über den Tuberkulinschwindel hat Robert Kochs Karriere allerdings nur kurzfristig geschadet.

Nach seiner Rückkehr aus Ägypten wurde er 1891 Professor für Hygiene am Hygienischen Institut der Universität Berlin, das später nach ihm benannt wurde. Robert Koch hat bis zum Ende seines Lebens an den Erfolg von Tuberkulin geglaubt und sogar weitere Tuberkulinprodukte entwickelt, mit denen er aber wie zuvor keine Heilungserfolge erzielen konnte.

Obwohl es bei der Bekämpfung von Tuberkulose nicht erfolgreich war, hat Tuberkulin durchaus auch positive Medizingeschichte geschrieben. Der österreichische Kinderarzt Clemens Peter Freiherr Pirquet von Cesenatico (1874–1929) setzte 1907 Tuberkulin erfolgreich als Diagnosetest von Tuberkulose ein. Hierzu injizierte er geringe Mengen der abgetöteten Tuberkulosebakterien unter die Haut von Patienten. Kam es zu starken Hautreaktion, war dies ein Anzeichen dafür, dass der Patient mit Tuberkulosebakterien infiziert war. Auch heute noch wird der Tuberkulintest, wenn auch in abgeänderter Form, zum Tuberkulosenachweis verwendet.

Auch wenn Antibiotika erstmals Anfang des 20. Jahrhunderts wissenschaftlich analysiert wurden, kamen sie schon früher in vielen Kulturkreisen als Heilmittel zum Einsatz. Mit der Einführung des Ackerbaus und der Viehzucht in der Jungsteinzeit (11.500–9500 v. Chr.) wurde die Menschheit erstmals mit den Problemen der Lagerung und Aufbewahrung von Nahrungsmitteln konfrontiert. Verschimmelte Lebensmittel waren ungenießbar und konnten sogar der Gesundheit schaden. Nicht zuletzt wegen dieser Erkenntnisse wurden verdorbene Esswaren schon in frühen Zeiten weitergehenden Untersuchungen unterzogen. Diese ergaben nicht nur, dass kontrolliertes Fermentieren Nahrungsmittel haltbar machen kann, sondern auch zur Herstellung von alkoholischen Getränken geeignet ist.

Dass die heilenden Eigenschaften von verdorbenen Lebensmitteln schon damals untersucht wurden, ist heute jedoch weniger bekannt. So wurden bereits vor 3000 Jahren in China verschimmelte Sojabohnen zur Behandlung von Hautinfektionen eingesetzt. Ähnliches wurde vor 2500 Jahren aus Ägypten berichtet, wobei man statt Sojabohnen verschimmeltes Brot verwendete. Auch aus dem heutigen deutschsprachigen Raum gibt es entsprechende Belege. Das Lorcher Arzneibuch z. B., das aus dem 8. Jahrhundert stammt, enthält eine der ältesten Sammlungen von medizinischen Schriften und Rezepten für Arzneien. Man kann in den Aufzeichnungen nachlesen, dass Geschwüre mit einem Gemisch aus dem Schimmel von getrocknetem Käse, Schafdung und Honig behandelt wurden. Wenn man dieses auf eine Wunde auftrage, werde der Patient innerhalb von 20 Tagen vollständig geheilt sein.

Es gibt viele weitere Bespiele, dass in Volksmedizinen aus nahezu allen Teilen der Welt, insbesondere aus Afrika, dem Nahen Osten, Amerika und Australien, Schimmelpilze zur Bekämpfung von Krankheiten eingesetzt werden. Oft handelt es sich dabei um leicht verderbliche Nahrung, die vorrangig von Pilzstämmen wie Aspergillus und Penicillium befallen ist. Da diese Stämme auch antimikrobielle Substanzen produzieren können, war die Auswahl der Lebensmittel sicherlich nicht zufällig, sondern das Resultat eingehender Untersuchungen.

5.4 Biologische Kampfstoffe

5.4.1 Die Anfänge der biologischen Kriegsführung

Es lag schon immer in der Natur der Menschen, einen enormen Aufwand für die Entwicklung von neuartigen und perfiden Waffen zu betreiben. So legen Aufzeichnungen aus der Bronzezeit (2200 bis 800 v. Chr.) nahe, dass bereits vor 3000 Jahren Praktiken der biologischen Kriegführung verwendet wurden. Demnach haben die Hethiter, ein kleinasiatisches Volk des Altertums, das in Syrien und Gebieten des heutigen Libanon und Israel sesshaft war, infizierte Nutztiere und Menschen in die feindlichen Lager geschickt, um so Epidemien auszulösen. Berichten aus der Antike (800 v. Chr. bis 600 n. Chr) ist zu entnehmen, dass in Kriegszeiten die Brunnen von belagerten Städten mit Kadavern verseucht wurden oder man Feinde mit Pfeilen beschoss, deren Spitzen zuvor in Exkrementen oder Blut von kranken Menschen getränkt worden waren.

Aber auch aus dem Mittelalter gibt es Dokumente, die auf eine biologische Kriegsführung hinweisen. Das bekannteste Beispiel ist der Beschuss der Stadt Kaffa mit Pestleichen. Kaffa, das heute Feodossija heißt, war im 14. Jahrhundert eine genuesische Festung und wichtiger Handelsknoten am Schwarzen Meer. Als die Stadt 1346 von Tataren belagert wurde, brach unter den Angreifern die Pest aus. Der Überlieferung nach sollen die Tataren ihre verstorbenen Mitstreiter mittels Katapulte über die Befestigungsmauern geschleudert haben. Dies löste in der Stadt eine Seuche aus und zwang ihre Bürger zur

Kapitulation. Bevor die Tataren jedoch Kaffa einnehmen konnten, verließen viele Einwohner auf ihren Schiffen fluchtartig ihre Stadt und verschleppten die Pest nach Europa. Einige Historiker sind der Auffassung, dass so eine der verheerendsten Epidemien in der Geschichte der Menschheit ausgelöst wurde. Allerdings ist es sehr wahrscheinlich, dass sich die Pest auch ohne die Kriegstaktik der Tartaren in Europa ausgebereitet hätte.

Es gibt aber noch viele andere Beispiele mit weniger gravierenden Folgen, wie z. B. der Verkauf von spanischem Rotwein, der mit dem Blut von Leprakranken vermischt und Ende des 15. Jahrhunderts nach Italien verkauft wurde, oder die Verwendung von Speichel tollwütiger Hunde, mit denen polnische Soldaten Anfang des 18. Jahrhunderts auf ihre Feinde geschossen haben. Biologische Waffen sollen auch zur Zeit der Kolonialisierung bei der Eroberung von den neuen Territorien verwendet worden seien. So habe der spanische Conquistador Francisco Pizarro (1476 oder 1478 bis 1541) mit Pocken infizierte Kleidung an südamerikanische Ureinwohner verteilt, um sich des Landes der Inka zu bemächtigen (◘ Abb. 5.15).

Auch bei der Eroberung Nordamerikas im 18. Jahrhundert wurden ähnliche Methoden eingesetzt. Jedoch wurden statt Kleidung mit Pocken infizierte Decken an die Ureinwohner vergeben. In beiden Fällen soll es zum Ausbruch von Pockenepidemien in den betroffenen Stämmen gekommen sein. Diesen und zahlreich anderen Berichten ist gemeinsam, dass sie aus einer Zeit stammen, in der die Existenz von Mikroorganismen noch nicht bekannt war. Deshalb enthalten viele dieser Dokumente nicht genügend gesicherte wissenschaftliche Fakten, um einen eindeutigen kausalen Zusammenhang zwi-

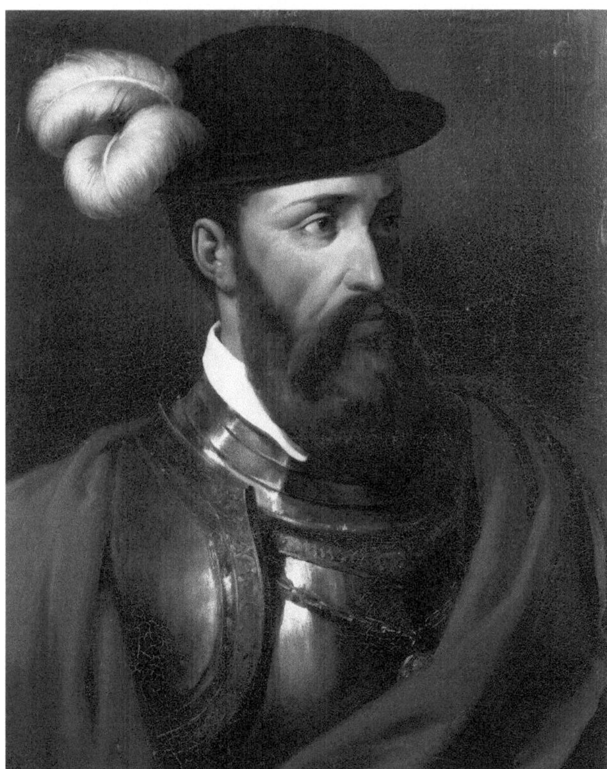

◘ **Abb. 5.15** Conquistador Francisco Pizarro

schen dem jeweiligen Ereignis, wie zum Beispiel das Verteilen von Pest infizierten Decken, und ihrer Wirkung herzustellen. Aufgrund des geringen Informationsgehalts der vorhandenen Unterlagen konnte oft eine Untersuchung nur unter Berücksichtigung des aktuellen historischen und wissenschaftlichen Kenntnisstandes durchgeführt werden. Dies war jedoch nicht immer eindeutig und kann je nach Interpretation der vorhandenen Informationen zu unterschiedlichen Schlussfolgerungen führen.

Dieses Problem zieht sich wie ein roter Faden bis in die Gegenwart. Auch heute lässt sich die Verwendung von biologischen Waffen nur schwer nachweisen. Insbesondere in Kriegssituationen kommen Untersuchungsteams je nach Auftraggeber häufig zu unterschiedlichen Ergebnissen und es kann oft nicht eindeutig geklärt werden, ob es zu einem Einsatz kam oder wer für ihn verantwortlich war.

5.4.2 Die Entwicklung von biologischen Waffen in den beiden Weltkriegen

In der Geschichte der Menschheit gibt es eine Vielzahl von Beispielen, die zeigen, wie Staaten aufgrund der Entwicklung und des Besitzes neuer Waffentechnologien eine enorme Macht erlangt haben. Beides wird bis heute genutzt, um Kriege zu gewinnen oder eine Politik der Abschreckung zu betreiben. So haben beispielsweise die Abwürfe von Atombomben über Hiroshima und Nagasaki 1945 Japan zur Kapitulation gezwungen.

Etwas mehr als dreißig Jahre später wurde 1979 der NATO Doppelbeschluss verabschiedet. Er sah vor, dass mehr als 500 mit Nuklearwaffen bestückte Mittelstreckenraketen in europäischen Ländern von NATO Bündnispartnern stationiert werden sollten, falls die Abrüstungsverhandlungen mit der damaligen Sowjetunion scheitern würden. Erst nach jahrelangen und zähen Verhandlungen kam es 1987 zwischen den USA und der Sowjetunion zu einem Übereinkommen, indem die Zerstörung und ein Produktionsverbot von Mittelstreckenraketen beschlossen wurden. Dies sind nur zwei von vielen historischen Ereignissen, die belegen, wie Technologievorsprünge bei der Entwicklung von Kriegswaffen politische Geschehnisse bestimmt haben.

Als es Ende des 19. Jahrhunderts möglich war, Bakterien in Kultur zu halten, war es nur noch eine Frage der Zeit, bis man sich an die Entwicklung von biologischen Waffen heranwagte. Diese kamen dann erstmals im Ersten Weltkrieg zum Einsatz. Allerdings wurden sie nicht verwendet, wie man vermuten könnte, um feindliche Truppen zu verseuchen, sondern sie richteten sich gegen Pferde und andere Nutztiere. Der Grund ist naheliegend. Schätzungen zufolge wurden im Ersten Weltkrieg mehr als 18 Millionen Pferde eingesetzt. Armeepferde waren nicht nur ein wesentlicher Bestandteil von militärischen Kavallerie-Divisionen, sie wurden auch zu Transport- und Kommunikationszwecken genutzt und dienten zudem auch als Nahrungsmittel. Außer Pferden spielten aber auch noch viele andere Tiere im Ersten Weltkrieg eine wichtige Rolle. Truppen und Kriegsgerät wurden nicht mit motorisierten Transportfahrzeugen verlegt, sondern von Ochsen- und Mauleselgespannen gezogen. Hunde und Brieftauben dienten zur Überbringung von Nachrichten.

Während des Ersten Weltkrieges verhielt sich Rumänien zuerst lange Zeit neutral, führte aber Verhandlungen mit verschiedenen Kriegsparteien, um sich so alle politischen Optionen offen zu halten. Als es abzusehen war, dass der Zusammenbruch des österreichisch-ungarischen Heers bevorstand, erklärte Rumänien am 27. August 1916 Österreich-Ungarn den Krieg. Einen Tag später erfolgte die deutsche Kriegserklärung an Rumänien. Da sich diese Entwicklung anbahnte, verfügte bereits im Mai 1915 der deutsche Hauptmann Rudolf Nadolny (1873–1953), dass deutsche Geheimagenten rumänische Pferde mit Rotz-Kulturen verseuchen sollten. Mit dieser Maßnahme wollte er das Land bei einem möglichen Kriegseintritt schwächen. Rotz, auch als Mürde bezeichnet, wird durch das Bakterium *Burkholderia mallei* ausgelöst und befällt hauptsächlich Pferde, kann aber auch auf andere Säugetiere, u. a. auf Menschen, übertragen werden.

Auch in anderen Ländern, wie Spanien, Argentinien und den USA, sollten deutsche Agenten Pferde mit *Burkholderia mallei* Bakterien infizieren. Teilweise wurden dazu die bakteriellen Erreger mit U-Booten verschifft. Wie viele Tiere diesen Aktionen zum Opfer fielen, ist nicht bekannt. Als einige Agenten nach ihrer Verhaftung im Ausland ihren Auftrag im Verhör preisgaben, war eine Geheimhaltung nicht mehr möglich und das Projekt wurde abgebrochen. Vereinzelt müssen die Aktionen aber dennoch zum Erfolg geführt haben. So gibt es Pressenotizen über Schifftransporter, die auf dem Weg von den USA nach England sämtliche Pferde über Bord werfen mussten, weil diese an Rotz erkrankt waren.

Auch Rentiere sollten einer Attacke durch biologische Waffen zum Opfer fallen. Im Januar 1917 wurde der Schwede Otto Karl von Rosen (1884–1963) im norwegischen Karasjok festgenommen. Unter anderem wurden in seinem Gepäck mit Anthrax getränkte Zuckerstücke gefunden. Diese sollten an Rentiere verfüttert werden, um zu verhindern, dass englische Waffen auf Schlitten von Norwegen durch die Tundra nach Russland transportiert würden. Auch wenn Otto Karl von Rosen behauptete, dass er für die finnische Unabhängigkeit gekämpft habe, gehen Historiker davon aus, dass er den Auftrag aus Deutschland erhalten hatte. Nach seiner Festnahme und einem dreiwöchigen Gefängnisaufenthalt wurde er nach Schweden abgeschoben, wo er aufgrund seiner adeligen Herkunft wieder freigelassen wurde.

Zwei der mit Anthrax infizierten Zuckerstücke landeten im Polizeimuseum von Trondheim, wo sie für lange Zeit unbeachtet ihr Dasein fristeten. Als man sie eher zufällig 1997 wiederentdeckte, wurden sie zur Untersuchung an ein britisches Labor für biologische Kriegsführung geschickt, das in den mehr als 80 Jahren alten Zuckerstücken lebensfähige Sporen fand. Heute sind sie wieder in Trondheim ausgestellt. Allerdings geht von den Zuckerstücken für die Besucher keine Gefahr mehr aus, da man die Sporen unschädlich gemacht hat.

Wurden im Ersten Weltkrieg biologische Waffen von der deutschen Armee nicht gegen Menschen, sondern hauptsächlich gegen Tiere eingesetzt, um „unnötiges Leiden" zu verhindern, hatte man bei der Verwendung von chemischen Waffen keine moralischen Bedenken. Schätzungen zufolge wurden mehr als eine Million Soldaten durch Giftgasangriffe verwundet. 900.000 von ihnen starben an den Folgen dieser Angriffe. Durch das Einatmen von Chlorgas können massive Verätzungen der Lungenwege hervorgerufen werden. Dadurch werden Lungenödeme verursacht, durch die sich dann so viel Wasser in den Lungen ansammeln kann, dass eine normale Atmung nicht mehr möglich ist. Der nicht mehr aufzuhaltende Erstickungstod ist qualvoll und grausam.

Ein Jahr nach der Kapitulation Deutschlands wurde 1919 mit der Unterzeichnung des Friedensvertrages von Versailles der Erste Weltkrieg auch völkerrechtlich für beendet erklärt. Da die Siegermächte Deutschland die alleinige Schuld zuschrieben, wurde das Land verpflichtet, Reparationszahlungen zu leisten, Gebiete abzutreten und abzurüsten. Zudem wurde beschlossen, dass chemische Waffen nicht mehr in Deutschland produziert werden durften.

Sechs Jahre später wurde das Genfer Protokoll unterzeichnet und damit auch weltweit ein generelles Verbot von „erstickenden, giftigen oder gleichartigen Gasen sowie allen ähnlichen Flüssigkeiten, Stoffen oder Verfahrensarten" und zudem auch erstmals ein Verbot von „bakteriologischen Kriegsmitteln" beschlossen. Zwar wurde der Vertrag von vielen Ländern unterzeichnet, aber leider konnte er die Entwicklung und Produktion von biologischen Waffen nicht aufhalten.

Insbesondere in Japan wurde ein intensives Forschungsprogramm betrieben. So wurde unter dem Decknamen „Einheit 731" in der Nähe der Stadt Harbin 1931 ein gewaltiges Institut zur Entwicklung von chemischen und biologischen Waffen gegründet. Harbin liegt im Nordosten Chinas und gehörte zu den Gebieten, die Anfang des 20. Jahrhunderts von Japan okkupiert worden waren. Die Forschungseinrichtung, die sich offiziell „Amt für Wasserreinigung der Kwangtung-Armee" nannte, wurde von dem japanischen Generalleutnant und Arzt Ishii Shirō (1892–1959) geleitet (◯ Abb. 5.16). Teilweise waren dort mehr als 3000 Ärzte, Forscher und technische Mitarbeiter beschäftigt. Versuche wurden an Tieren und Menschen durchgeführt.

Heute geht man davon, dass bei diesen Experimenten zwischen 3500 und 11.000 Menschen den Tod fanden. Meist handelte es sich um chinesische und koreanische Zivilisten. Unter den Opfern befanden sich aber auch Kriegsgefangene aus den USA, England und der damaligen Sowjetunion. Experimentiert wurde mit den gefährlichsten bakteriellen Erregern, wie z. B. *Yersinia pestis* (Pest), *Bacillus anthracis* (Antrax oder Milzbrand), *Vibrio cholerae* (Cholera) und *Salmonella* Typhi (Typhus).

Einige Waffen wurden speziell für die Luftwaffe konzipiert und sogar zu Testzwecken eingesetzt. So wurden Keramikbomben mit *Yersinia pestis* infizierten Flöhen u. a. über Ningbo, eine Küstenstadt im Osten Chinas, und Changde, eine Stadt in Mittelchina, abgeworfen. Die Wirkung der Bomben war glücklicherweise geringer als erwartet und führte nicht zum Ausbruch von Epidemien. Dennoch verstarben 120 Menschen infolge der Tests. Neben der Entwicklung von Pestbomben wurde u. a. auch versucht, chinesische Seen und Flüsse mit Anthrax zu kontaminieren oder Kriegsgefangene vor ihrer Freilassung mit Typhus verseuchter Nahrung zu infizieren.

In den Instituten der Einheit 731 wurden Versuche an lebenden Menschen ohne Narkose durchgeführt, schwangere Frauen wurden mit Bakterien infiziert und einige Inhaftierte wurden lebendig eingefroren, um dann Arme und Beine zu amputieren. Als es abzusehen war, dass Japan den Zweiten Weltkrieg verlieren würde, befahl Ishii Shirō 1945, die Gebäude der Einheit 731 zu sprengen und die verbliebenen 150 Gefangenen zu töten. Sämtliche Mitarbeiter mussten sofort über Korea nach Japan zurückkehren. Man wollte keine Spuren zurücklassen, die auf diese unfassbaren und menschenverachtenden Experimente hinweisen könnten. Viele der Zurückgekehrten gingen wieder ihrer alten Tätigkeit als Arzt oder Wissenschaftler an japanischen Krankenhäusern oder Forschungsinstituten nach. Einigen gelang es sogar, dort eine erfolgreiche Karriere zu machen.

Nach Kriegsende brachten die Recherchen des amerikanischen Militärs zutage, welche Art von Versuchen in dem Institut von Ishii Shirō und seinem Team durchgeführt worden waren. Sofort wurde strikte Geheimhaltung geboten, da man an den Forschungsresultaten interessiert war. Anstatt Ishii Shirō und seine Mitarbeiter vor ein internationa-

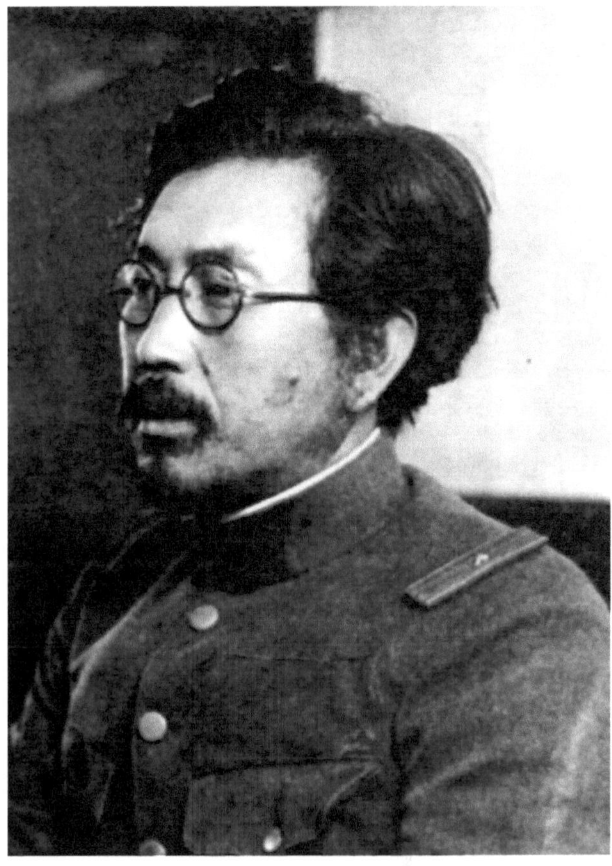

▣ Abb. 5.16 Ishii Shirō (1892–1959)

les Kriegstribunal zu stellen, wurden ihnen Immunität zugesichert. Als Gegenleistung wurden die Versuchsprotokolle und Ergebnisse dem amerikanischen Militär übergeben. Beides sei von großer Bedeutung, so die militärische Führung, da man moralische Bedenken hätte, selber ähnliche Versuche durchzuführen. Unter Leitung von Charles Andrew Willoughby (1892–1972) wurden die Unterlagen an die Amerikaner übergeben, bei denen sie teilweise bis heute immer noch strengster Geheimhaltung unterliegen. Sowohl Ishii Shirōals als auch seine Mitarbeiter konnten somit in Japan ein unbehelligtes Leben in Freiheit führen. Ishii Shirō starb im Alter von 67 Jahren an den Folgen eines Kehlkopfkrebses.

Japan war nicht das einzige Land, das an der Herstellung von biologischen Waffen interessiert war. Fast alle kriegsführenden Staaten hatten im Zweiten Weltkrieg ihre eigenen Programme. Da diese unter strengster Geheimhaltung durchgeführt wurden, standen den gegnerischen Geheimdiensten oft nur spärliche Informationen zur Verfügung. So kam es manchmal zu Fehlinformationen, die zum Teil überstürzte Gegenmaßnahmen hervorriefen.

Beispielsweise vermuteten die Alliierten gegen Kriegsende, dass die deutsche Armee Anthrax und Botulinum Toxin als biologische Kampfstoffe einsetzen werde. Daraufhin wurde die Massenproduktion von Impfstoffen in Auftrag gegeben, um bis zu 300.000 Soldaten impfen zu können. Tatsächlich war Adolf Hitler (1889–1945) aber nicht an der Entwicklung von biologischen Waffen interessiert. Er hatte sie sogar 1942 ausdrücklich verboten.

Über die Gründe kann nur spekuliert werden, da Hitler ansonsten die Entwicklung von Massenvernichtungswaffen vorantrieb und mit der Herstellung von nuklearen und chemischen Kampfstoffen keine Skrupel hatte. Einigen Quellen ist jedoch zu entnehmen, dass Hitler eine fast krankhafte Bakteriophobie hatte und er befürchtete, dass beim Einsatz von biologischen Kampfstoffen der Feind mit gleicher Waffe zurückschlagen würde. Aufgrund dieser Angst rief er vielleicht auch 1943 die *Arbeitsgemeinschaft Blitzableiter* ins Leben. Diese sollte unter Leitung des Arztes Friedrich Ludwig Kurt Blome (1894–1969) Abwehrstrategien gegen Biowaffen entwickeln. Unter seiner Aufsicht wurden verschiedene Impfstoffe produziert, die meist an KZ-Häftlingen getestet wurden.

Da man für die Produktion von Impfstoffen auch den Erreger in ausreichenden Mengen benötigte, mussten spezielle Laboratorien eingerichtet werden. Somit wurden auch die Voraussetzungen geschaffen, an biologischen Waffen zu forschen, ohne dass Hitler davon in Kenntnis gesetzt wurde. Unterstützung kam von der Parteispitze, da nicht alle die Auffassung Hitlers teilten. Insbesondere Heinrich Himmler (1900–1945) wollte die biologische Kriegsführung zum Einsatz bringen.

Der Plan war von Anfang an zum Scheitern verurteilt, weil die nötigen finanziellen Ressourcen fehlten und man im Vergleich zu anderen Ländern nicht konkurrenzfähig war. Aber auch umgekehrt fiel man auf falsche Nachrichten herein. Im April 1942 soll dem deutschen Geheimdienst die Nachricht zugespielt worden sein, dass amerikanische Flugzeuge auf dem Weg nach Europa seien. Ihr Cargo bestehe aus mehreren Kisten, die unter anderem mit Kartoffelkäfern und Texaszecken gefüllt seien. Es sei geplant, diese über Deutschland abzuwerfen, um so die Nahrungsmittelversorgung zusätzlich zu verschlechtern. Der deutsche Geheimdienst nahm diese Nachricht so ernst, dass sie sogar Hitler zugetragen wurde. Jedoch sollte sich auch dies später als *Fake News* herausstellen.

Heute geht man davon aus, dass während des Zweiten Weltkrieges die Produktion von biologischen Waffen in allen Ländern zu unzureichend entwickelt war, um sie im Krieg einsetzen zu können. Es lässt sich aber nicht verleugnen, dass sie einen Beitrag zur Abschreckung leistete und in vielen Ländern zu Gegen- und Schutzmaßnahmen führte wie z. B. das Massenimpfen von Soldaten oder die Entwicklung von spezieller Schutzkleidung.

5.4.3 Die Weiterentwicklung von biologischen Waffen nach den Weltkriegen

Sollte man meinen, dass mit dem Ende des Zweiten Weltkrieges die Welt friedlicher wurde, hatte man weit gefehlt. Es brachen schwierige Zeiten an, die als Kalter Krieg (1947–1989) in die Geschichtsbücher eingegangen sind. Nach Kriegsende entwickelten sich die USA und die Sowjetunion zu ideologisch verfeindeten Supermächten. Um einen direkten Konflikt zu vermeiden, führten beide Länder sogenannte Stellvertreterkriege mit Drittstaaten. Mit diesen erhoffte sie sich, geopolitische Vorteile zu erschaffen sowie Macht- und Wirtschaftsinteressen durchzusetzen. Auch wenn es zu keinen direkten Kampfhandlungen zwischen den USA und der Sowjetunion kam, trugen die militärischen Interventionen in Drittländern erheblich zu der weltpolitischen Dauerkrise bei.

Hinzu kam ein erbittertes Wettrüsten zwischen den beiden verfeindeten Blöcken, das sich über mehr als 40 Jahre erstreckte und zu einer ständigen Bedrohung des Weltfriedens führte. Mehrmals wäre es fast zu Kampfhandlungen gekommen, wie z. B. 1962, als die Kubakrise beinahe den dritten Weltkrieg ausgelöst hätte.

Das Wettrüsten machte nicht vor der biologischen Kampfführung halt. Aufgrund der enormen biotechnologischen und molekular biologischen Fortschritte, wurden die Biowaffen in der Nachkriegszeit noch perfider und effizienter. So wurden beispielsweise Bomben, aber auch mobile Sprühvorrichtungen konstruiert, die ihre todbringende Ladung in Form von Aerosolen freisetzen können. Aerosole sind winzige flüssige Schwebeteilchen, die nach Einatmen direkt in die Lunge gelangen. Insbesondere Mikroorganismen, die sich über Tröpfcheninfektionen verbreiten, wie der Tuberkuloseerreger *Mycobacterium tuberculosis*, können so zu einem höchst infektiösen und tödlichen Kampfstoff werden. Wenn diese in öffentlichen Einrichtungen wie Bahnhöfen oder Flughäfen versprüht werden, kann es dazu führen, dass infizierte Reisende den Erreger innerhalb kürzester Zeit großflächig verbreiten und ihn so zu einer tödlichen Massenvernichtungswaffe machen.

Mitte des 20. Jahrhunderts wurden auch Viren zunehmend in die Forschung mit einbezogen. Dabei gelangten besonders solche Arten in den Fokus, die lange außerhalb des Körpers überleben können und schon in geringen Dosen tödlich sind. Heute findet man in der Liste der gefährlichsten biologischen Waffen, auch als *dreckiges Dutzend* (dirty dozen) bekannt, neben fünf bakteriellen Erregern und drei Toxinen auch drei virale Pathogene. Es handelt es sich dabei um Pockenviren, enzephalitizide Viren und hämorrhagische Viren. Allen ist gemeinsam, dass sie schon in geringen Mengen ihre tödliche Wirkung entfalten und sie leicht übertragbar sind. Zudem erlaubten die Fortschritte in der Gentechnologie, das Erbgut von Mikroorganismen gezielt zu mutieren. Ungefährliche Bakterien oder Viren konnten nun in tödlichen Waffen verwandeln werden oder bereits existierende biologische Kampfstoffe wurden noch gefährlicher gemacht.

Nach wie vor wurden Versuche mit Zivilisten durchgeführt. Zum Beispiel wurden 1950 bei der *Operation Sea Spray* (Meeresspray) Bakterien der Gattung *Serratia marcescens* von zwei amerikanischen U-Booten vor der Küste San Franciscos freigesetzt, um deren Verteilung unter kriegsähnlichen Bedingungen zu testen. Die Bakterien sind normalerweise für gesunde Menschen harmlos, können aber bei immungeschwächten Patienten zu tödlichen Komplikationen führen. So ist es nicht verwunderlich, dass die umliegenden Krankenhäuser in diesem Zusammenhang eine erhöhte Anzahl von Todesfällen verzeichneten.

Vier Jahre später wurde in den USA mit der Operation *White Coat* (Weißkittel) ein fast zwanzigjähriges Programm ins Leben gerufen, das sich offiziell die Entwicklung von Abwehrmaßnahmen in der biologischen Kriegsführung zum Ziel gesetzt hatte. Hierzu wurden Versuche mit freiwilligen Testpersonen durchgeführt (◘ Abb. 5.17). Unter ihnen befanden sich beispielsweise Kriegsdienstverweigerer, Häftlinge aus dem Staatsgefängnis von Ohio und Soldaten, denen man einen zweiwöchigen Urlaub versprochen hatte. Auch wenn es bei diesen Experimenten keine Todesfälle zu beklagen gab, liegen Berichte von Teilnehmern vor, die über gesundheitliche Langzeitschäden klagten.

Es wurden aber auch Tests an belebten Orten durchgeführt. So wurde am 6. Juni 1966 in der 23rd Street Station der New Yorker U-Bahnstation eine Glühbirne, die mit *Bacillus subtilis*-Bakterien gefüllt war, in dem Moment fallengelassen, als ein Zug einlief. Durch den Zugwind wurden die Mikroorganismen aufgewirbelt und konnten sich so

5

CONFIDENTIAL

CONSENT STATEMENT

Regraded *unclassified* by
authority of *...*
by *...* on OCT 31 1955

A program of investigation, sponsored by the United States Army, aimed toward determining the amount of a disease agent necessary to produce illness in man, has been explained to me. I understand that the only way in which this essential information can be obtained is by the exposure of volunteers to known amounts of the agent. I understand that such volunteers may become ill and that the program is not without hazard.

I further understand that the agent to be studied is Coxiella burnetii, which is the cause of Q fever. I understand that the organism(s) causing the disease will be suspended in air, and that by breathing this air I will expose myself to infection with this disease agent. I understand that within three (3) to twenty-one (21) days after the exposure I may become ill and that the expected symptoms are fever, headache, and generalized aching. I understand that the course of the disease may be from one (1) to three (3) weeks. I understand the decision as to appropriate treatment will be made by the attending physicians. I understand that such treatment, if employed, may have to be given in two (2) or more phases.

I further understand that I will be restricted to a single area for the period of this study, probably four (4) to six (6) weeks. I understand that various diagnostic procedures will be required.

There has been no exercise of force, fraud, deceit, duress, over-reaching, or other ulterior forms of constraint or coercion in order to obtain this consent from me.

Of my own free will, and after consideration for a period of more than four (4) weeks, I affix my signature hereto, indicating my willingness, as a soldier, to serve voluntarily as a subject for these studies, with the understanding that I will not be required to participate in studies which, in themselves, are contrary to my religious beliefs.

Signature _______________________

WITNESS: ASN _______________________

_______________________   Date   JUN 29 1955   _______________________

CONFIDENTIAL

◩ **Abb. 5.17**   Einverständniserklärung: Operation *White Coat*

nicht nur in der gesamten U-Bahn-Station verteilen, sondern sie wurden auch weiter mit dem Zug mitgerissen und verbreiteten sich so auch in den angrenzenden Haltestellen. Dieser Vorgang wurde an den darauffolgenden Tagen mehrmals wiederholt. Eine anschließende Auswertung des Experimentes ergab, dass die Bakterien auf allen U-Bahnstationen von der 14th bis zur 59th Street nachweisbar waren. Hochrechnungen zufolge hätte man so mehr als eine Million Menschen verseuchen können.

Laut der militärischen Behörden habe das Experiment keine erkennbaren Komplikationen in der Bevölkerung hervorgerufen. *Bacillus subtilis* sei ein ungefährliches Bakterium und könne nur in seltenen Fällen Symptome verursachen, die einer Lebensmittelvergiftung ähneln. Die Richtigkeit dieser Schlussfolgerungen lässt sich heute nicht mehr überprüfen. Da aber die Experimente ohne Wissen oder gar Einverständnis der New Yorker Einwohner durchgeführt worden waren, ist es fraglich, ob eine wissenschaftlich akkurate Nachuntersuchung möglich gewesen wäre, ohne dabei die Geheimhaltung des Experimentes aufzuheben. Diese Tests hätten aus ethischen Gründen niemals durchgeführt werden dürfen.

Aufgrund der schrecklichen Erfahrungen des Zweiten Weltkrieges wurde man sich erst in der Nachkriegszeit über die Notwendigkeit von ethischen Regeln bewusst. Ausgangspunkt für dieses Umdenken waren die Nürnberger Prozesse (◘ Abb. 5.18). In diesen mussten sich die überlebenden deutschen Hauptkriegsverbrecher vor dem Internationalen Gerichtshof verantworten. Im Rahmen dieser Verhandlungen wurde auch unter amerikanischer Federführung der Nürnberger Kodex verfasst. Er beinhaltet 10 Punkte, in denen es um die Durchführung von medizinischen Tests geht. Unter anderem wird vorgeschrieben, dass bei *„medizinischen Versuchen an Menschen die freiwillige Zustimmung der Versuchsperson unbedingt erforderlich"* sein muss. Der Nürnberger Kodex ist zwar keine Gesetzesvorschrift aber hat als Richtlinie seine Gültigkeit. Bis heute dient er als

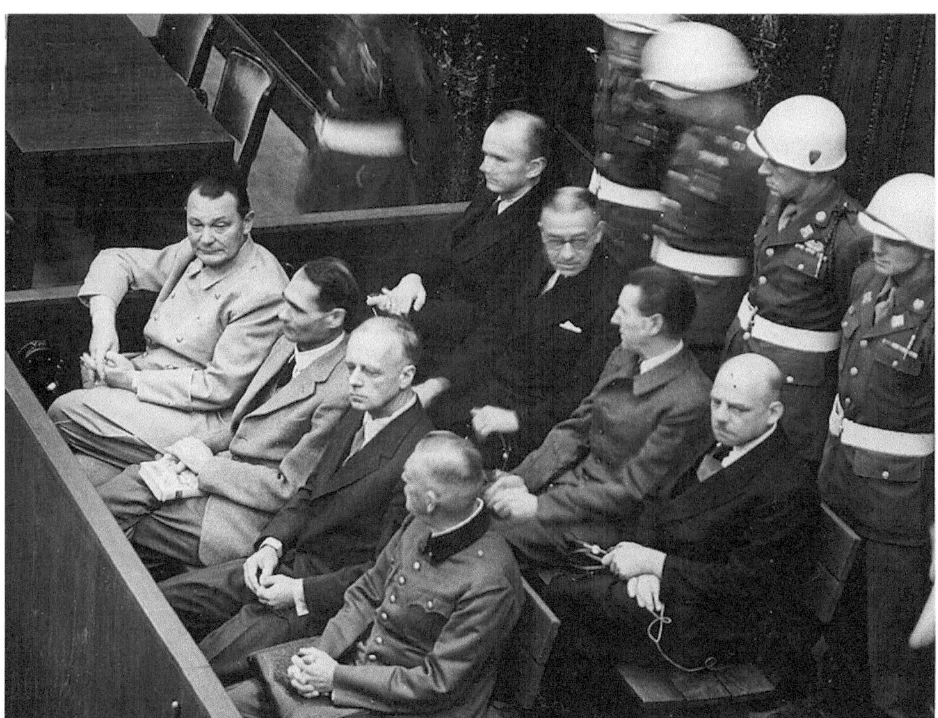

◘ **Abb. 5.18** Nürnberger Prozess: (vorne) Göring, Heß, von Ribbentrop, Keitel (hinten) Dönitz, Raeder, von Schirach und Sauckel

eines der wichtigsten international anerkannten Dokumente, die sich mit ethischen Verhaltensregeln bei der medizinischen Durchführung von Versuchen an Menschen befasst.

In den Ostblockstaaten wurde ebenfalls an der Entwicklung von biologischen Waffen geforscht. Diese unterlag, wie in den USA, strengster Geheimhaltung und auch hier sind nur wenige Details bekannt. Man geht aber davon aus, dass es allein in der Sowjetunion mehr als 150 Forschungseinrichtungen gegeben haben soll. Ähnlich wie in den westlichen Ländern wurde mit Pockenviren und Anthrax experimentiert. Dabei kam es teilweise auch zu Unglücksfällen wie 1979 in Swerdlowsk, als es bei der Produktion von Anthrax zur Freisetzung von Milzbrandsporen kam. Mindestens 66 Mitarbeiter fielen dieser Katastrophe zum Opfer. Zwar versuchte man, den Vorfall geheim zu halten, aber dennoch sickerten vereinzelt spärliche Informationen in den Westen.

Erst nach dem Ende der Sowjetunion wurde 1992 von Boris Jelzin (1931–2007) offiziell zugegeben, dass es sich um einen Unfall gehandelt habe. Die meisten Informationen erhielt der Westen von Überläufern, wie z. B. Wladimir Pasechnik (1937–2001). Dem russischen Mikrobiologen wurde 1974 vom Verteidigungsministerium der Sowjetunion angeboten, ein eigenes Forschungsinstitut in Leningrad mit unbegrenzten Forschungsmitteln aufzubauen. Ihm wurde sogar zugesagt, dass er sich benötigte Ausrüstung aus dem Westen beschaffen könne. Anfangs war er noch der Auffassung, dass sein Institut mit der Herstellung von neuen Impfstoffen beauftragt sei. Als ihm aber bewusst wurde, dass es um die Entwicklung von biologischen Waffen handelte, fasste er den Beschluss, sich ins Ausland abzusetzen. Die Gelegenheit bot sich, als er 1989 nach Toulouse reiste, um einen Vertrag mit einem französischen Laborausrüster abzuschließen. Anstatt ihn zu unterzeichnen, meldete er sich bei der englischen Botschaft. Den westlichen Geheimdiensten berichtete er dann später, dass die Sowjetunion unter anderem an der Entwicklung von Cruise Missiles arbeitete, die so niedrig fliegen sollten, dass sie Pestbakterien in Aerosolform versprühen können.

Es gab aber auch positive Bestrebungen. So beschloss die amerikanische Regierung Ende der 1960er-Jahre unter Führung von Präsident Richard Nixon (1913–1994), die Herstellung von offensiven biologischen Waffen zu verbieten und nur noch die Entwicklung von defensiven Schutzmaßnahmen zuzulassen. Zudem verfügte Nixon die Vernichtung sämtlicher noch vorhandener biologischer Waffenbestände. Als Folge dieser Initiative wuchsen auch die internationalen Bestrebungen, die Herstellung von biologischen Waffen weltweit zu untersagen. Im Dezember 1971 verfasste die Vollversammlung der Vereinten Nationen eine Biowaffenkonvention, die 1972 von vielen Ländern, inklusive den USA und der Sowjetunion, ratifiziert wurde. Drei Jahre später sollte sie offiziell in Kraft treten. Die Konvention verbietet unter anderem, Waffen herzustellen, zu lagern oder anzuwenden, die aus Mikroorganismen hergestellt wurden oder biologische Substanzen enthalten.

Bis heute sind der Biowaffenkonvention mehr als 170 Länder beigetreten. Ihre Überprüfung ist jedoch ein schwieriges Unterfangen, weil viele Länder weiterhin die Entwicklung von biologischen Waffen vorantreiben, offiziell aber behaupten, dass sie an Verteidigungsmaßnahmen forschen. Da diese Arbeiten oft an geheim gehaltenen Institutionen durchgeführt werden, ist eine Überprüfung von internationalen Kontrollorganisationen kaum möglich. Ein anderes Problem ist, dass Ergebnisse aus der zivilen Forschung, die eigentlich zum Nutzen der Menschheit sein sollten, zweckentfremdet werden können. In der Fachsprache wird dies auch als „doppelter Nutzen" (*dual use*) bezeichnet.

Eines der bekanntesten Beispiele ist das eines australischen Forscherteams. Die Wissenschaftler arbeiteten an einer Behandlungsmethode, um Mäuse unfruchtbar zu machen. Dazu verwandten sie genetisch modifizierte Viren, mit denen sie die Mäuse infizierten. Einer der veränderten Virusstämme erwies sich als extrem toxisch und führte innerhalb kurzer Zeit zum Tod der Versuchstiere. Selbst Mäuse, die zuvor gegen das Virus geimpft wurden, waren nicht geschützt. Schnell wurde den Forschern bewusst, dass dieses Wissen auch für die Herstellung von genetisch modifizierten Viren verwendet werden könne, die sich nicht gegen Mäuse sondern Menschen richten. Dem Forscherteam stellte sich die Frage, ob es diese Ergebnisse aus ethischen und sicherheitstechnischen Gründen überhaupt publizieren dürfte. Nach Rücksprache mit den australischen Behörden kam man 2001 zu dem Schluss, dass es besser sei, die Daten bekannt zu geben, um so die Öffentlichkeit auf eine potenzielle Gefahr hinzuweisen. Bis heute wird diese Entscheidung kontrovers diskutiert.

Dies ist nur ein Beispiel, das die Probleme in der mikrobiellen Forschung zeigt. Auch viele andere Ergebnisse aus der zivilen Forschung können zu militärischen Zwecken verwendet werden und zur Herstellung von noch effizienteren biologischen Kampfstoffen führen. Eine 100 %ige Durchsetzung der Biowaffenkonvention ist daher kaum erreichbar.

Mit der Einführung von neuen molekularbiologischen Methoden wurde es möglich, gezielt das Genom von Mikroorganismen so zu verändern, um sie noch gefährlicher und tödlicher zu machen. So berichtete der 1992 übergelaufene russische Biowaffen Experte Kanatzhan Alibekov (geb. 1950), dass die Sowjetunion seit 1972 unter dem Deckmantel „Biopreparat" eine aus mehreren Forschungsinstitutionen bestehenden Organisation betreibt, in der bis 30.000 Mitarbeitern an der Entwicklung von biologischen Waffen arbeiteten. Zwar wusste man bereits von Wladimir Pasechnik über Biopreparat, doch was Kanatzhan Alibekov zu berichteten hatte, ließ die Welt erschaudern. So habe man an Gen-manipulierten Viren gearbeitet, sogenannte Chimäre, die aus einer Fusion von Ebola- mit Pocken-Viren entstehen. Mit dieser Methode wurde eine der tödlichsten Virusarten mit einer, die sich am schnellsten verbreitet, gekreuzt. Die Folgen eines biologischen Kampfeinsatzes mit diesem Virus könnten verheerend sein. Dies sei aber nur eines von vielen Beispielen, da neben Viren laut Alibekov auch an genetisch modifizierten Bakterien geforscht worden war.

Mit dem Untergang der Sowjetunion wurde zwar das Biowaffenprogramm kurzfristig heruntergefahren, aber es wurde nie vollständig eingestellt. Daher stellen die neuartigen genmodifizierten Viren und Bakterien immer noch eine sehr erstzunehmende Gefahr dar. Auch in anderen Staaten soll an der Entwicklung von biologischen Waffen geforscht worden sein. So wird vermutet, dass Länder wie Irak, Südafrika und Nordkorea im Besitz von biologischen Kampfstoffen waren oder noch sind.

Seit ihrer Gründung im Jahre 1971 werden in regelmäßigen Abständen internationale Konferenzen zur Biowaffenkonvention abgehalten. Die Letzte fand im November 2016 in Genf statt. Im Gegensatz zur Chemiewaffenkonvention besitzt die Biowaffenkonvention kaum Durchsetzungskraft, da sie keine völkerrechtlich bindende Instanz ist. Zwar wurde 2001 ein Versuch unternommen, ihr mehr Macht zu verleihen, aber die USA blockierten durch ein Veto dieses Vorhaben. Auch in den darauf folgenden Konferenzen, so auch 2016, scheiterten alle Versuche, international verbindliche Regeln einzuführen.

Daher sieht die Biowaffenkonvention bis heute lediglich nur freiwillige Kontrollen vor. In einigen Ländern, wie auch in Deutschland, wird dies mit Bedauern gesehen. Das deutsche Auswärtige Amt schrieb z. B. 2017 in seinem Jahresbericht über *„sehr geringe Fortschritte"*, die bei der letzten Biowaffenkonvention-Konferenz erzielt worden sind. Grund hierfür sei, dass es der Biowaffenkonvention *„sowohl an einer Vertragsorganisation als auch an einem Verifikationsregime"* mangeln würde. Eine internationale bindende Regelung wäre aber dringend notwendig, da mit der CRISPR/Cas9-Technologie die moderne Gentechnik revolutioniert wurde und es jetzt deutlich einfacher ist, genmanipulierte biologische Waffen herzustellen. Mit den neuen gentechnischen Werkzeugen wäre es zum Beispiel möglich, biologische Waffen herzustellen, die sich gezielt gegen ethnische Gruppen richten. Auch wenn dies sich noch wie eine Utopie anhört, findet man inzwischen vermehrt Stimmen, die dringlichst vor einer solchen Entwicklung warnen.

5.4.4 Bioterrorismus

Gibt es auf völkerrechtlicher Ebene zu mindestens noch eine Diskussion über ein Verbot zur Herstellung von Biowaffen, die unter Berücksichtigung ethischer Gesichtspunkte geführt wird, spielen diese Aspekte bei terroristischen Anschlägen keine Rolle. Die Bewegründe von Terrorgruppen, Attentate zu verüben, sind meist politisch, religiös oder ideologisch motiviert. Wegen der hohen Gewaltbereitschaft terroristischer Gruppierungen, die oft durch Fanatismus verursacht wird, werden dabei moralische Skrupel vollständig außer Kraft gesetzt. Ziel einer Terrorattacke ist es, maximalen Schaden anzurichten, wobei die Mittel den Zweck heiligen.

Bislang gibt es nur wenige Beispiele von terroristischen Angriffen mit biologischen Kampfstoffen. Ihnen ist gemeinsam, dass sie das gewünschte Ziel, möglichst viele Menschen zu töten, nicht realisieren konnten. Dennoch sind für die Völkergemeinschaft biologische Waffen in den Händen von Terroristen, offiziell auch als nicht-staatliche Akteure bezeichnet, eine ernstzunehmende Gefahr. Insbesondere in Ländern, in denen die politische Situation korrupt oder instabil ist, besteht die Gefahr, dass sich Terroristen Zugang zu Material und Informationen beschaffen, die zur Herstellung von biologischen Kampfstoffen verwendet werden können.

Aus diesem Grunde wurde 2004 die Resolution 1540 des UN-Sicherheitsrates verfasst. Sie fordert, dass sich alle Länder verpflichten, die Verbreitung von chemischen, biologischen, radiologischen und nuklearen (CBRN) Waffen an nicht-staatliche Akteure zu verbieten. Die Europäische Union hat sich 13 Jahre später, wenn auch nur zaghaft, ebenfalls mit diesem Thema auseinandergesetzt. So wurde von ihr im Oktober 2017 ein Dokument veröffentlicht, in dem ein Aktionsplan bei einer terroristischen Bedrohung durch CBRN-Waffen beschrieben wird. Er besteht aus vier Punkten. Zum einen soll Terroristen der Zugang zu CBRN-tauglichen Materialien erschwert werden. Des Weiteren sollen Pläne für Vorkehrungen entwickelt werden, die helfen die Folgen eines CBRN Angriffes zu bekämpfen. Darüber hinaus ist es geplant, stärkere inner- und außereuropäische Partnerschaften aufzubauen sowie die internen und externen Sicherheitsbeziehungen zu verbessern. Schließlich wird in diesem Dokument erwähnt, dass Maßnahmen geplant seien, die zu einer Verbesserung des Wissens über CBRN-Risiken beitragen sollen.

Es bleibt zu hoffen, dass weitere Aktionspläne folgen werden, in denen mehr konkretere und verbindliche Maßnahmen angekündigt werden. Diese sind notwendig, da die

Herstellung von einfachen biologischen Waffen immer leichter wird. Beispielsweise findet man im Internet detaillierte Anleitungen, mit denen selbst Laien lebensgefährliche biologische Kampfstoffe produzieren können. So wurden im Juni 2018 in der Kölner Wohnung eines Sympathisanten des Islamischen Staates über 80 mg Rizin, ein biologischer Kampfstoff, sowie Material zur Herstellung einer Bombe sichergestellt. Laut den polizeilichen Behörden plante der Attentäter, eine Rizin-geladene Splitterbombe an einem geschlossenen und belebten Ort zur Explosion zu bringen. Die Menge des Giftes hätte ausgereicht, um bis zu 1000 Menschen zu töten. Ähnliche Berichte kommen aber auch von anderen europäischen Ländern, wie beispielsweise aus Frankreich, wo die Polizei 2017 in Paris einen Terroranschlag ebenfalls mit einer Rizinbombe vereiteln konnte.

Wie Antibiotika wirken

6.1 Die bakterielle Zellwand – 67

6.2 Blockierung der DNS-Replikation und RNS-Synthese – 68

6.3 Die bakterielle Proteinsynthese – 70

6.4 Schmalspektrumantibiotika kontra Breitbandantibiotika und Reserveantibiotika – 73

6.5 Verwendung von Antibiotika in europäischen Krankenhäusern – 74

© Springer-Verlag GmbH Deutschland, ein Teil von Springer Nature 2019
H. Herwald, *Infektionskrankheiten*, https://doi.org/10.1007/978-3-662-58519-1_6

Sollten im Kriegsfall oder bei terroristischen Anschlägen bakterielle Kampfstoffe eingesetzt werden, ist es wichtig, dass ein ausreichender Vorrat an Antibiotika verfügbar ist. Antibiotika spielen aber nicht nur eine bedeutende Rolle in diesen Extremsituationen, sondern auch generell bei der Behandlung von Infektionskrankheiten. Häufig werden Antibiotika mit Penicillin assoziiert. Dabei ist Penicillin nur eine von tausenden Substanzen mit einer antimikrobiellen Wirkung. Schätzungen zufolge wurden inzwischen mehr als 8000 verschiedene Antibiotika entwickelt und untersucht. Allerdings konnte nur eine geringe Anzahl in der klinischen Praxis eingesetzt werden, da die Nebenwirkungen oft zu gravierend sind.

Wie aber wirken Antibiotika und wie schaffen sie es, selektiv bakterielle Infektionen zu bekämpfen, ohne dabei den Menschen zu schaden? Hierzu lohnt es sich noch einmal, Paracelsus zu bemühen. Der Arzt, Alchemist, Astrologe, Mystiker und Philosoph vertrat die Ansicht, dass jede Krankheit eine Ursache habe, die man durch die Einnahme eines bestimmten Mittels heilen könne. Dabei prägte er folgende These: *„Alle Dinge sind Gift, und nichts ist ohne Gift. Allein die Dosis macht, dass ein Ding kein Gift ist."* In Bezug auf Infektionskrankheiten bedeutet dies, dass ein optimales Antibiotikum schon in geringen Mengen tödlich für Bakterien sein sollte, es aber selbst bei hoher Dosierung kaum oder nur geringe Nebenwirkung im Menschen auslösen darf. Diesen beiden Anforderungen werden nur wenige Substanzen gerecht. Daher ist die Entwicklung neuer antimikrobieller Arzneimittel gewaltig ins Stocken geraten.

Die Vergangenheit hat jedoch gezeigt, dass es verschiedene Ansätze gibt, um neue und effiziente Antibiotika zu finden. Die meisten Bespiele kommen aus der Natur. Viele Pflanzen und Tiere sowie auch andere Lebewesen, wie Hefen, können antimikrobielle Substanzen herstellen. Häufig sind sie das Produkt einer langen evolutionären Entwicklung und daher auch sehr spezifisch in ihrer Wirkungsweise. Interessant ist, dass die verschiedenen Lebensformen unterschiedliche Verwendungen für diese Substanzen haben. Bakterien und Schimmelpilze können niedermolekulare Verbindungen synthetisieren, mit denen sie sich gegenüber anderen Parasiten einen Vorteil verschaffen. Pflanzen produzieren Giftstoffe, um sich vor Insekten oder anderen Parasiten zu schützen. Bei höheren Lebewesen haben körpereigene antimikrobielle Proteine eine wichtige Funktion in der Immunantwort.

Dies sind nur drei Beispiele von vielen, jedoch ist allen gemeinsam, dass die körpereigenen Antibiotika nicht gegen den eigenen Organismus gerichtet sind. Daher untersuchen Forscher insbesondere Lebensformen, deren Überleben von diesen Substanzen abhängt. Viele Amphibien leben beispielsweise in stehenden Gewässern. Besonders in tropischen Gebieten sind diese ein ideales Brutgebiet für Mikroorganismen jeglicher Art. Um sich davor zu schützen haben viele Frosch- und Krötenarten spezielle Drüsen, die kleine antimikrobielle Eiweiße, auch als Peptide bezeichnet, auf die Haut sekretieren. Diese Peptide besitzen ein breites Wirkungsspektrum gegen eine Vielzahl von Bakterien und Schimmelpilzen. Sie sind daher in letzter Zeit auch in den Blick der Forschung geraten. Allerdings scheint es noch ein langer Weg zu sein, bis man sie als therapeutische Maßnahme in der Klinik einsetzen kann.

Die Liste von Organismen, die antimikrobielle Substanzen produzieren, ist lang. Sie enthält u. a. eine Vielzahl von Insektenarten und sogar auch Viren. Jedoch stammen die meisten der zurzeit verwendeten Antibiotika von Schimmelpilz- oder Bakterienstämmen. Ihnen ist gemeinsam, dass sie prokaryotische Organismen angreifen können und eukaryotische verschonen. Dazu attackieren sie gezielt bakterielle Strukturen oder biochemische Prozesse, die in menschlichen Zellen keine oder nur eine geringe Bedeutung spielen. Gemäß ihrer Wirkungsweise werden Antibiotika in unterschiedliche Klassen eingeteilt. Einige Beispiele werden im Folgenden beschrieben.

6.1 Die bakterielle Zellwand

Ende des 19. Jahrhunderts führte der dänische Bakteriologe Hans Christian Joachim Gram (1853–1938) mikroskopische Untersuchungen an Geweben von Patienten durch, die an einer Lungenentzündung (Pneumonie) gestorben waren. Da er daran interessiert war, Bakterien in den Lungen nachzuweisen, behandelte er seine Proben u. a. mit dem Farbstoff Kristallviolett. Mit dieser Substanz gelang es ihm, zwei unterschiedliche Typen von Bakterien sichtbar zu machen, von denen die einen (*Streptococcus pneumoniae*) in einem kräftigen dunkelblauen und die anderen (*Klebsiella pneumoniae*) in einem hellen violetten Farbton angefärbt worden waren (◘ Abb. 6.1).

Auch wenn die Färbemethode einige Jahre später von dem deutschen Pathologen Carl Weigert (1845–1904) optimiert wurde, ist sie als *Gram-Färbung* in die Geschichte der medizinischen Forschung eingegangen. Die Unterteilung in Gram-positive und Gram-negative Bakterien ist bis heute noch eine der wichtigsten Methoden in der Bakteriendiagnostik.

Die Unterschiede in der Färbung lassen sich durch einen andersartigen Aufbau der bakteriellen Zellwand erklären. Die Zellwand von Gram-positiven Bakterien ist robuster und dicker und wird auch als Mureinhülle oder Peptidoglykanschicht bezeichnet. Zwar besitzen Gram-negative Bakterien auch eine Mureinhülle, allerdings ist diese sehr viel dünner und damit auch fragiler. Dafür haben die Bakterien eine weitere zweite innere Membranschicht, die hauptsächlich aus Lipiden aufgebaut ist. Typische Gram-

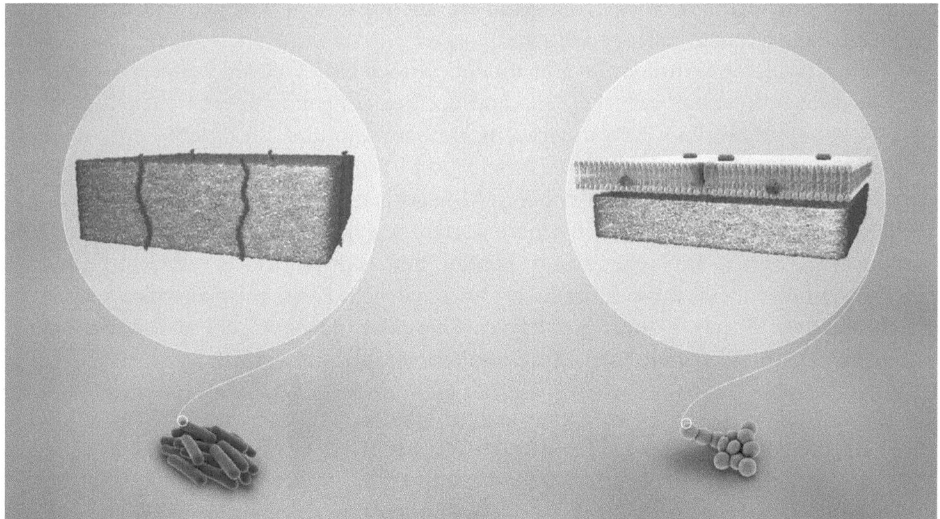

◘ **Abb. 6.1** Dunkelblau gefärbte Gram-positive Bakterien (links) und hellviolett gefärbte Gram-negative Bakterien (rechts)

positive Bakterien sind *Staphylococcus aureus, Streptococcus pyogenes* und *Streptococcus pneumoniae*, wohingegen *Escherichia coli* und Salmonellen zu den bekanntesten Gram-negativen Bakterien zählen.

Um sich fortzupflanzen, teilen sich Bakterien. Damit bei diesem Prozess sowohl Mutter- als auch der Tochterzelle wieder ihren normalen Umfang erreichen können, muss sich die Mureinhülle während und nach der Teilung vergrößern. Eine stabile Außenhülle kann sich aber nur ausbilden, wenn sie zusätzlich durch bakterielle Enzyme quervernetzt wird. Penicilline und andere β-Lactam-Antibiotika können dies unterbinden. Als Folge kommt es zu einem Aufbau einer bakteriellen Zellwand, die brüchig ist und leicht in sich zerfallen kann. Man kann sich diesen Prozess wie den Bau eines Hauses vorstellen, bei dem die Ziegelsteine ohne Mörtel aufeinander geschichtet werden. Die Mauer ist nicht stabil und kann bei geringsten Erschütterungen in sich zusammenfallen. Da der Zerfall der äußeren Membran das Absterben der Bakterien verursacht, zählen β-Lactam-Antibiotika zu der Gruppe der Bakteriziden.

Penicillin G, das von Sir Alexander Flemming isoliert wurde, ist nur eines von vielen Penicillinen. Die verschiedenen Penicillinderivate können aufgrund ihrer chemischen Struktur oder Wirkungsweise in unterschiedliche Gruppen eingeteilt werden, wie z. B. Benzylpenicilline, Oralpenicilline oder Breitspektrumpenicilline. Die Gruppe von β-Lactam-Antibiotika enthält neben Penicillinen aber auch noch andere Substanzklassen wie Cephalosporine, die von dem Schimmelpilz *Acremonium chrysogenum* produziert werden. Auch Carbapeneme, die von dem Gram-positiven Bakterium *Streptomyces cattleya* stammen, zählen zu den β-Lactam Antibiotika. Monobactame bilden eine weitere Klasse. Letztere werden von verschiedenen bakteriellen Spezies produziert, müssen aber chemisch modifiziert werden, um ihre bakterizide Wirkung zu entfalten.

Die meisten β-Lactam-Antibiotika wirken sowohl gegen Gram-positive als auch Gram-negative Bakterien. Da sie gezielt die Mureinhülle angreifen, die in menschlichen Zellen nicht vorhanden sind, treten Nebenwirkungen nur selten auf. Meist handelt es sich dabei um leichte allergische Reaktionen, die nur in sehr wenigen Fällen einen anaphylaktischen Schock auslösen können.

Neben β-Lactam-Antibiotika gibt aber auch noch eine Vielzahl weiterer Substanzen, welche die Synthese der äußeren Zellwand beeinträchtigen können. Beispiele hier sind die Glykopeptid-Antibiotika Vancomycin, Dalbavancin und Teicoplanin oder die Polypeptid-Antibiotika Polymyxine, Bacitracin und Tyrothricin. Wie auch Penicillin werden diese Antibiotika meist von anderen Mikroorganismen, häufig von Bakterien oder Hefen, hergestellt, damit sie sich einen Vorteil gegenüber potenziellen Konkurrenten verschaffen können. Im Gegensatz zu Penicillinen können jedoch verstärkt Nebenwirkungen auftreten. Die orale Einnahme von Bacitracin kann beispielsweise zu Nierenschädigungen führen. Daher darf das Antibiotikum nur topisch, also äußerlich, als Salbe, bei Hautinfektionen oder Brandwunden verabreicht werden.

6.2 **Blockierung der DNS-Replikation und RNS-Synthese**

Die Chromosomen vieler Mikroorganismen bilden eine ringförmige DNS-Helix, deren Länge um mehr als das 1000-Fache größer sein kann als der Durchmesser eines Bakteriums (■ Abb. 6.2).

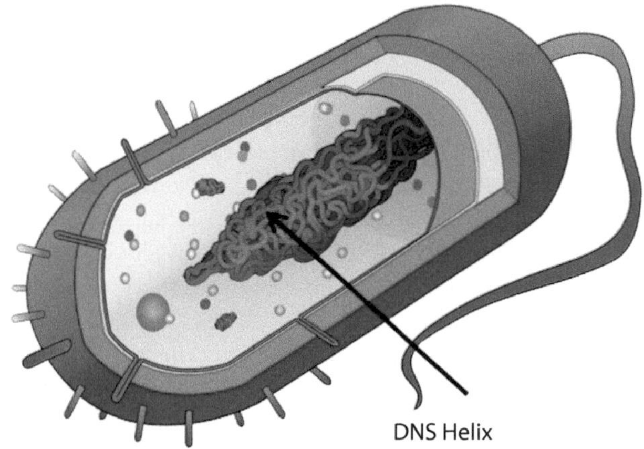

▢ Abb. 6.2 Gefaltete DNS in einem Bakterium

Wie aber kann eine so große DNS-Helix in einem Bakterium Platz finden? Ein bakterielles Chromosom kann zwar einen enormen Radius haben, allerdings ist die Dicke eines DNS-Stranges relativ gering. Eine DNS-Helix kann in ihrer Länge verkürzt werden, wenn sie kompakt zusammenfaltet wird. Dieser Prozess muss jedoch reversibel sein, da das bakterielle Chromosom sich bei jeder Zellteilung wieder entfalten muss, um sich zu replizieren.

Bakterien benötigen hierzu ein spezielles Enzym, die sogenannte Gyrase. Eine Gyrase hilft, sowohl die DNS zu verpacken als auch sie wieder zu entwirren. Wenn sie blockiert wird, kann das Erbgut von einem Bakterium nicht an die Tochterzelle weitergegeben werden. Somit wird die bakterielle Fortpflanzung vollständig unterbunden. Im Gegensatz zu Bakterien besitzen eukaryotische Zellen keine Gyrase, da ihre Chromosomen anders gebündelt werden. Für die Entwicklung von neuartigen Antibiotika waren daher auch Ende des letzten Jahrhunderts Gyrasehemmer im Fokus der medizinischen Forschung.

Fluorchinolone bilden eine Gruppe von Antibiotika, die spezifisch die Enzymaktivität von Gyrasen blockieren. Im Gegensatz zu vielen anderen antimikrobiellen Substanzen gehören ihre Vertreter nicht zu den Naturstoffen, sondern müssen synthetisch hergestellt werden. So wurde auch Nalidixinsäure, ein Fluorchinolon der ersten Generation, Anfang der 1960er-Jahre eher zufällig entdeckt, als es als Nebenprodukt bei der Chloroquinsynthese anfiel. Wegen seiner antibakteriellen Wirkung gegenüber Gram-negativen Bakterien wurde Nalidixinsäure bereits 1967 zur Behandlung von Harnweginfektionen eingesetzt.

Drei weitere Entwicklungsstufen sollten folgen, in denen das Wirkungsspektrum auch auf Behandlungen von Infektionen mit Gram-positiven Bakterien erweitert wurde. Viele Fluorchinolone der 2. und 3. Generation wurden allerdings wieder vom Markt genommen, da sie gravierende Nebenwirkungen verursachten. Heute werden Fluorchinolone der 4. Generation, wie beispielsweise Moxifloxacin und Gemifloxacin, oft als Breitbandantibiotika in der Klinik eingesetzt. Da ihr Einsatz aber zu irreparablen körperlichen Schäden führen kann, gab die amerikanische Gesundheitsbehörde 2016 die Empfehlung, Fluorchinolone nur noch einzusetzen, wenn keine anderen Behandlungsoptionen mehr vorhanden sind.

Aminocumarine sind wie Fluorchinolone Gyrasehemmer. Sie werden allerdings nicht synthetisch, sondern von Bakterien der Gattung *Streptomyces* produziert. Wegen der geringen Wasserlöslichkeit und antibakteriellen Aktivität sowie ihrer massiven Nebenwirkungen können sie aber nicht klinisch eingesetzt werden. Novobiocin, das aus *Streptomyces niveus* gewonnen wird, ist das einzige Aminocumarin, das zur Behandlung von Infektionskrankheiten genutzt wurde. Vertrieben wurde es von der ehemaligen amerikanischen Firma Upjohn unter dem Handelsnamen Albamycin. Wegen seiner geringen Aktivität wurde allerdings die Produktion 1996 eingestellt und der Handel mit diesem Antibiotikum 2011 von der amerikanischen Gesundheitsbehörde untersagt.

Einige Forschungsgruppen versuchen jedoch weiterhin, Aminocumarine genetisch so zu verändern, dass sie eine verbesserte antibiotische Wirkung haben, ohne dabei eukaryotische Zellen zu schaden. Dieser Ansatz ist durchaus sinnvoll, da Aminocumarine zu den wenigen Antibiotika gehören, die gegen Methicillin-resistente *Staphylococcus aureus* (MRSA) Bakterien aktiv sind. Es ist aber zurzeit nicht absehbar, ob diese neuartigen Substanzen überhaupt zur Behandlung von Infektionskrankheiten eingesetzt werden können.

1957 wurde der mailändischen Firma Dow-Lepetit Laboratories eine Bodenprobe aus einem Kiefernwald der französischen Riviera geschickt. Ähnlich wie Selman Waksman und sein Forschungsteam untersuchte auch der italienische Pharmakonzern Bakterien aus Erdböden, um so neuartige Antibiotika zu finden und sie weiterentwickeln zu können. Die Sendung aus Frankreich sollte die berufliche Karriere von Piero Sensi (1920–2013) maßgeblich prägen. Zusammen mit seiner Kollegin Maria Teresa Timbal (1925–1969) gelang es ihm, aus dieser Probe ein Bakterium der Gattung *Streptomyces*, heute als *Amycolatopsis mediterranei* bezeichnet, aufzureinigen.

Weitere Untersuchungen der beiden Wissenschaftler zeigten, dass der Mikroorganismus eine Reihe von Substanzen produzieren kann, die antimikrobielle Eigenschaften besitzen. Eine Gruppe mit besonders aktiven Wirkstoffen wurde mit dem Kode ME/83 bezeichnet, hieß im Labor aber nur Rififi. Die Bezeichnung verweist auf den französischen Gangsterfilm „*Du rififi chez les hommes*" aus dem Jahre 1955 und soll Inspiration für die Namensgebung gewesen sein, wie Piero Sensi am Ende seiner beruflichen Laufbahn berichtete.

Heute spielen Rifamycine immer noch eine wichtige Rolle, da sie insbesondere in Kombination mit anderen Antibiotika zur Behandlung von Tuberkulose eingesetzt werden. Ihre Wirkungsweise ist einzigartig, da es zurzeit keine anderen Antibiotika in der klinischen Praxis gibt, die gezielt die RNS-Synthese von Bakterien unterbinden können.

6.3 Die bakterielle Proteinsynthese

Prinzipiell unterscheidet sich die Proteinsynthese bei Bakterien und Menschen nur marginal. In beiden Organismen wird der genetische Code von einem DNS-Segment auf einen RNS-Strang übertragen (Transkription). Dieser wird dann zur Herstellung von Proteinen verwendet (Translation). Bakterien benötigen hierzu neben der RNS auch Ribosomen. Außerdem kommen tRNSs zum Einsatz, die eine wachsende Proteinkette mit den benötigten Aminosäuren versorgen. Für die Synthese von menschlichen Proteinen werden ebenfalls tRNSs und Ribosomen benötigt. Jedoch werden keine RNSs sondern mRNSs verwendet.

Um den Unterschied zwischen einer bakteriellen RNS und einer menschlichen mRNS zu verstehen, muss man den Aufbau der jeweiligen Gene etwas genauer betrachten. Kodiert bei Bakterien ein durchgehendes DNS-Segment für ein Protein, ist dies bei höheren Lebewesen anders geregelt. Eukaryotische Gene bestehen oft aus mehreren Exons und Introns. Exons enthalten Informationen, die für die Proteinsynthese wichtig sind, wohingegen Introns eine Art Lückenfüller sind (◘ Abb. 6.3). Wenn im Zellkern ein DNS-Segment in einen RNS-Strang umgewandelt wird, enthält dieser immer noch die Lückenfüller. Diese müssen dann durch sogenanntes Splicing entfernt werden, wofür es spezielle Enzyme gibt. Das Endprodukt ist eine verkürzte RNS, die auch als Boten-RNS (englisch messenger RNA oder mRNA) bezeichnet wird.

Sowohl bakterielle RNSs als auch mRNSs benötigen Ribosomen zur Proteinsynthese. Ribosomen bestehen aus einer kleinen und einer großen Untereinheit. Die beiden Untereinheiten formen zusammen eine Art Tunnel, durch den ein RNS-Strang beim Translationsprozess ein- und wieder austreten muss (◘ Abb. 6.4). Bei diesem Vorgang liest das Ribosom die jeweilige Nukleotidfolge des RNS-Stranges ab. Jeweils drei Nukleotide bilden ein Codon, wobei jedes Codon die Information für eine bestimmte Aminosäure enthält. Diese Aminosäure ist an eine tRNS (auch als Transfer RNS bezeichnet) gebunden.

Eine tRNS ist deutlich kleiner als eine normale RNS oder mRNS und hat auch keine lineare Struktur. Je nach Aminosäure ist die tRNS mit einer komplementären Anticodonsequenz versehen. Im Ribosom kann eine tRNS nach dem Schlüssel-Schloss-Prinzip nur dann an eine RNS Sequenz binden, wenn Anticodon und Codon exakt zueinander passen. Bei diesem Vorgang wird die Aminosäure der vorherigen tRNS auf die neu eingetretene tRNS übertragen. Dies hat zur Folge, dass die erstere tRNS nicht mehr an eine Aminosäure gebunden ist und das Ribosom verlassen kann. Die neu eingetretene tRNS dagegen enthält die übertragenen Aminosäuren. Während dieses Prozesses bewegt sich der RNS-Strang durch das Ribosom und ermöglicht so, dass sich eine weitere komplementäre tRNS an das nächste Codon binden kann. Die Proteinkette wächst so-

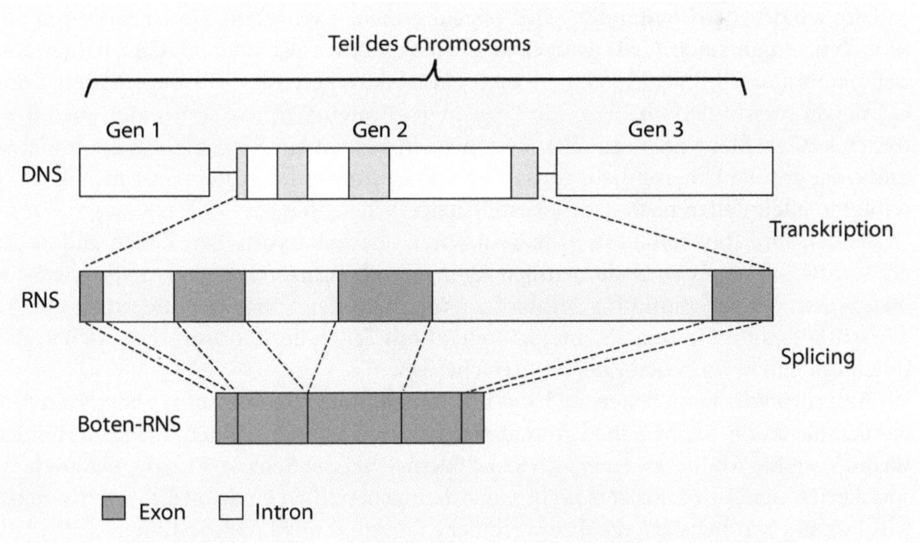

◘ **Abb. 6.3**   Transkription eines eukaryotischen Genes und anschließendes Splicing der RNS

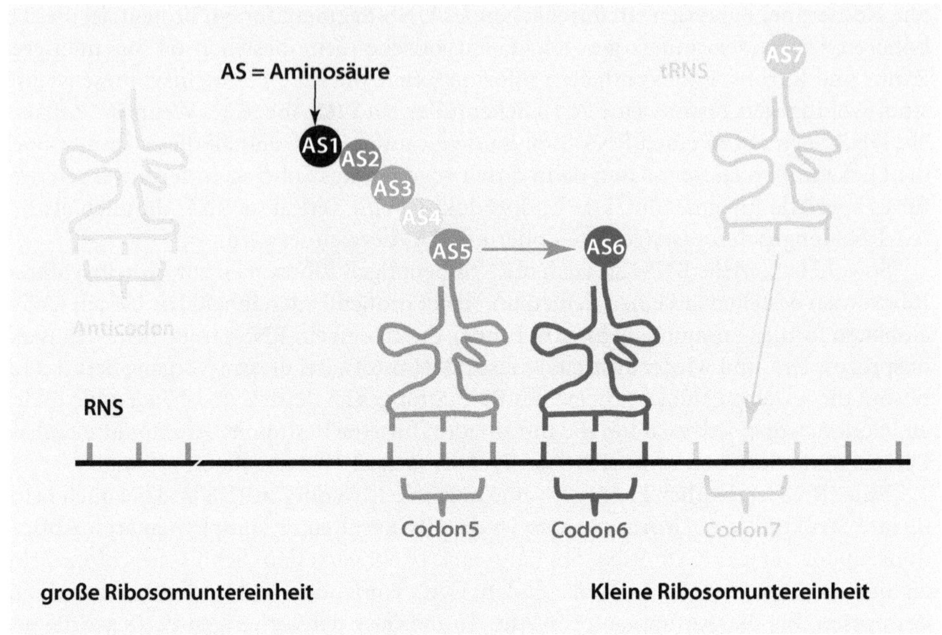

Abb. 6.4   Translation von RNS zu Proteinen im Ribosom

lange weiter an, bis eine tRNS auf ein Stoppcodon trifft. Dies ist das Zeichen, um das fertige Protein von der letzten tRNS abzuspalten, damit es das Ribosom verlassen kann.

Es gibt kaum einen zellulären Baustein, der so essenziell ist, wie ein Ribosom. Evolutionäre Studien kommen zu dem Schluss, dass Ribosome einen wichtigen Anteil am Anfang allen Lebens hatten. So wird angenommen, dass schon die Urvorfahren aller lebenden Organismen (Last Universal Common Ancestor oder LUCA) neben einer Zellmembran und RNS-Molekülen auch ein funktionierendes Ribosom hatten. Somit ist es nicht verwunderlich, dass jede Zelle, in der Proteinsynthese stattfindet, auch Ribosomen besitzt. Mehr noch: In allen Organismen besteht ein Ribosom aus einer kleinen und einer großen Untereinheit. Auch die Verlängerung einer Proteinkette mittels tRNSs erfolgt in allen Zellen nach demselben Prinzip.

Jedoch sind Ribosomen in prokaryotischen und eukaryotischen Zellen anders aufgebaut. In Bakterien sind sie deutlich kleiner und weniger komplex. Dies wiederum bietet einen Angriffspunkt für Antibiotika, um Bakterien abzutöten, indem sie die Proteinsynthese unterbinden. Sie interagieren oft mit Teilen des Ribosoms, die sich in Bakterien und eukaryotischen Zellen unterscheiden.

Aminoglykoside, zu denen auch das bereits erwähnte Streptomycin gehört, sind Antibiotika, die an die kleine Ribosomuntereinheit von Bakterien binden. Dabei verhindern sie das korrekte Andocken einer tRNS nach dem Schlüssel-Schloss-Prinzip. Dadurch entspricht der Translationsprozess nicht mehr dem genetischen Code und es werden fehlerhaft Proteine synthetisiert, die ihre eigentliche Funktion nicht mehr erfüllen.

Einen ähnlichen Wirkungsmechanismus haben auch Tetracykline, die häufig als Breitbandantibiotika verwendet werden. Andere Antibiotika wie Erythromycin, das zur

Familie der Makrolide zählt, interagieren mit der großen Ribosomuntereinheit und verhindern somit die Überführung einer Aminosäure (Elongation) auf die wachsende Proteinkette. Dies sind nur einige Beispiele von vielen, die zeigen, wie Antibiotika die Proteinsynthese unterbinden können. Allen gemeinsam ist, dass sie bevorzugt mit bakteriellen Ribosomen interagieren und daher nur gezielt prokaryotische Zellen abtöten.

6.4 Schmalspektrumantibiotika kontra Breitbandantibiotika und Reserveantibiotika

In der klinischen Praxis werden Antibiotika auch aufgrund ihrer Spezifität unterteilt. Eine Gruppe bilden die Schmalspektrumantibiotika. Sie haben ein begrenztes Wirkungsspektrum und können daher auch nur bestimmte Arten von Bakterien abtöten. Beispiele sind Erythromycin, das häufig bei Infektionen gegen Gram-positive Kokken zum Einsatz kommt, und Fidaxomicin, das zur Bekämpfung von Bakterien der Art *Clostridium difficile* verabreicht wird.

Wegen ihrer spezifischen antimikrobiellen Aktivität haben Schmalspektrumantibiotika den Vorteil, dass sie deutlich weniger zur Entstehung von Antibiotikaresistenzen beitragen. Aus medizinischer Sicht sollten sie daher die erste Wahl bei der Behandlung von Infektionskrankheiten sein. Leider ist dies aber nicht immer durchführbar. Hierfür gibt es mehrere Gründe: Das bakterielle Pathogen kann trotz intensiver Laboruntersuchungen nicht identifiziert werden, es handelt sich um eine Infektion mit mehreren bakteriellen Erregern oder der Infektionsort ist nicht bekannt.

Hinzu kommt, dass bei einigen Patienten Eile geboten ist. Bei Sepsis-Patienten, die keine Behandlung erhalten oder denen falsche Antibiotika verabreicht werden, kann die Sterblichkeitsrate stündlich bis zu 8 % ansteigen. Insbesondere in den letzteren Fällen kann das Ergebnis einer mehrtägigen bakteriologischen Untersuchung nicht abgewartet werden und so ist eine umgehende Antibiotikabehandlung der Patienten vonnöten. In diesen Fällen können Breitbandantibiotika, wie Vancomycin oder Gentamicin, verabreicht werden. Beide Medikamente können zudem intravenös gegeben werden, was den Vorteil hat, dass sie sich schnell im gesamten Körper verteilen können.

Neuere Daten deuten darauf hin, dass die gleichzeitige Behandlung von Sepsis-Patienten mit zwei oder mehreren Antibiotika, die sogenannte Kombinationstherapie, die Chancen auf eine Heilung erhöhen, da sie synergistisch wirken. So können z. B. antibakterielle Substanzen, die die bakterielle Zellwand angreifen, anderen Antibiotika den Weg öffnen, in das Bakterium einzudringen, um dort lebenswichtige intrazelluläre Prozesse zu blockieren.

Der Nachteil von Breitbandantibiotika und Kombinationstherapien ist aber, dass sie die Ausbreitung von Resistenzen beschleunigen können. So gibt es bereits heute viele Sepsis-Patienten, die mit einem multiresistenten Keim infiziert sind und nicht mehr auf übliche Antibiotikabehandlungen ansprechen. Bei diesen Patienten wird häufig als letzte Alternative auf Reserveantibiotika zurückgegriffen. Meist handelt es sich hierbei um Substanzen mit antibakteriellen Eigenschaften, die wegen ihrer starken Nebenwirkungen durch andere weniger toxische Antibiotika ersetzt wurden. Da sie nur in geringem Maße in der Klinik eingesetzt wurden, konnten bis jetzt sich kaum Resistenzen entwickeln. Ihre Verwendung ist jedoch streng reglementiert.

6.5 Verwendung von Antibiotika in europäischen Krankenhäusern

Das *Europäische Zentrum für die Prävention und Kontrolle von Krankheiten* veröffentlichte 2016 eine Studie über die Verwendung von Antibiotika in Europa (◒ Abb. 6.5). Das Erfreuliche des Ergebnisses dieser Untersuchung ist, dass insgesamt gesehen der Antibiotikakonsum in Europa in den letzten Jahren stagniert hat. Jedoch macht sie auch deutlich, dass der Gebrauch von Antibiotika in klinischen Einrichtungen mehr zur Ausbreitung von Resistenzen beiträgt als außerhalb von Krankenhäusern.

Zudem kommt, dass es erhebliche länderspezifische Unterschiede gibt. Während in Holland, Ungarn und Norwegen die geringsten Mengen verabreicht werden, kommen in Ländern wie Litauen, England und Malta im Schnitt fast doppelt so viele Antibiotika zum Einsatz. Beunruhigend an dieser Untersuchung ist zudem, dass nur in Ländern mit einem geringen Einsatz von Antibiotika der Verbrauch stagniert, wohingegen in Ländern mit einem hohen Bedarf ein umgekehrter Trend zu erkennen ist. Leider wurde der Einsatz von Antibiotika in deutschen Krankenhäusern in dieser Studie nicht untersucht.

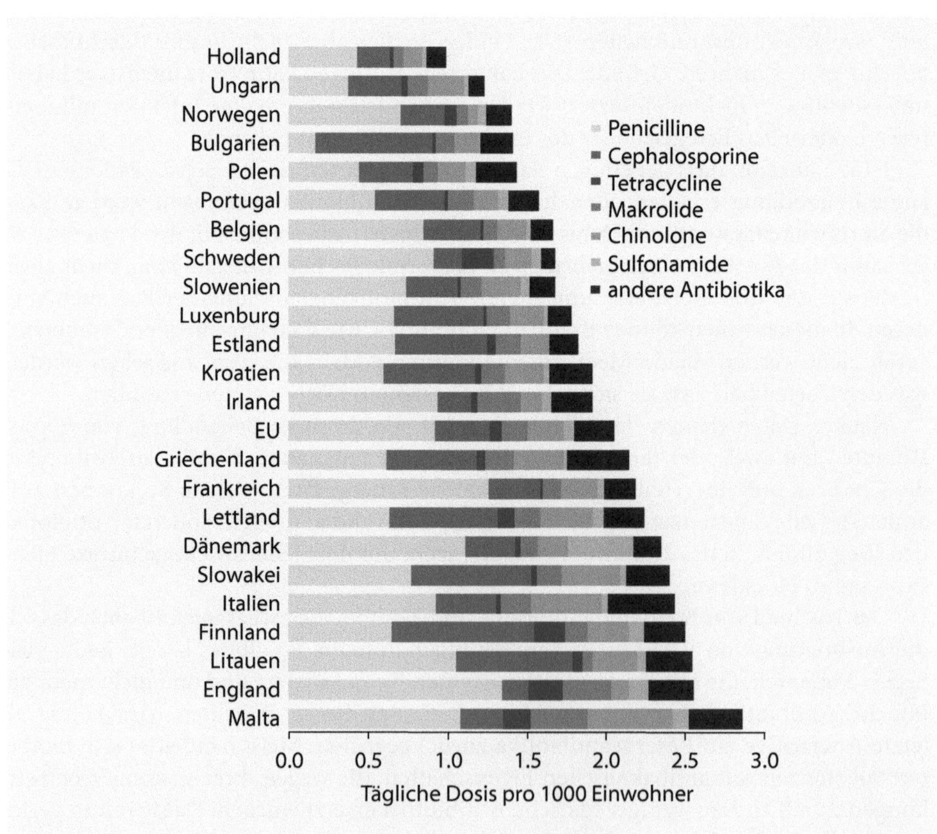

◒ **Abb. 6.5**   Verwendung von Antibiotika in Krankenhäusern 2015

Die Entstehung und Verbreitung von Antibiotikaresistenzen

7.1   Wehret den Anfängen! – 76

7.2   Resistenzen im heutigen Europa – 77

7.3   Wie entstehen Resistenzen gegen Antibiotika? – 78

7.4   Die Bakterien schlagen zurück – 80

© Springer-Verlag GmbH Deutschland, ein Teil von Springer Nature 2019
H. Herwald, *Infektionskrankheiten*, https://doi.org/10.1007/978-3-662-58519-1_7

7.1 Wehret den Anfängen!

Wer glaubt, dass Antibiotikaresistenzen nur aufgrund der Verwendung von antimikrobiellen Medikamenten bei Infektionskrankheiten und in Folge der Massentierhaltung aufgetreten sind, unterliegt einem Irrtum. 2012 gelang es einem kanadisch-amerikanischen Forschungsteam aus der Lechuguilla-Tropfsteinhöhle bei Carlsbad in New Mexico fast 100 verschiedene Bakterienarten zu isolieren und zu charakterisieren (◘ Abb. 7.1). Die Ergebnisse zeigten, dass einige bakterielle Stämme gegen bis zu 14 verschiedene gängige Antibiotika resistent waren.

Diese Befunde sind auf den ersten Blick sehr erstaunlich, da diese Bakterien über vier Millionen Jahren ihr Dasein in einer Höhle fristeten, die erst 1968 entdeckt wurde und seitdem immer nur begrenzt für Menschen zugänglich war. Wie also konnten diese Bakterien Resistenzen entwickeln?

Um diese Frage zu beantworten, muss man sich zunächst ins Gedächtnis rufen, dass Bakterien für Milliarden von Jahren die einzigen Organismen waren, die unseren Planeten beherbergten. Wie später auch viele andere Lebewesen mussten Bakterien damals miteinander um ökologische Ressourcen konkurrieren. Gemäß Charles Darwins Prinzip vom „Überleben des Stärkeren" versuchten einige der Mikroorgansimen, sich einen Wettbewerbsvorteil zu verschaffen, indem sie toxische Substanzen produzierten, die ihre Konkurrenten abtöten sollten.

Das kanadisch-amerikanische Forschungsteam vermutete, dass sich in der Lechuguilla-Höhle ein ähnliches Szenarium abgespielt haben muss. Jedoch war wegen des begrenzten Nährstoffvorkommens in der Höhle der Konkurrenzkampf besonders hart. Infolgedessen, aber auch um sich an die eingeschränkten Lebensbedingungen zu

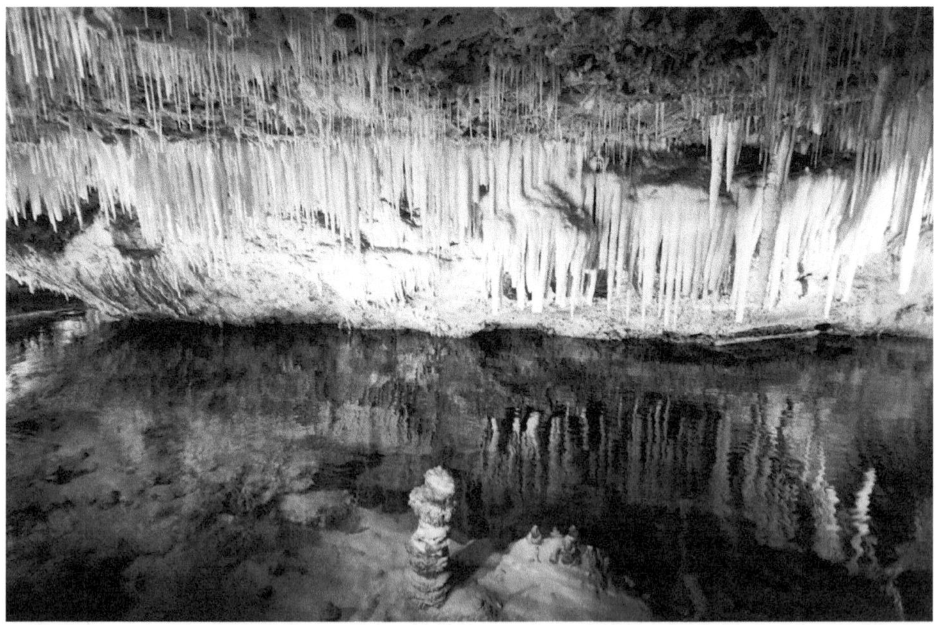

◘ **Abb. 7.1**   Lechuguilla-Tropfsteinhöhle bei Carlsbad in New Mexico

adaptieren, kam es zur Entwicklung von Abwehrmechanismen, die u. a. auch die Entstehung von Antibiotikaresistenzen zur Folge hatte. Dies endete in einem Wettlauf, der dazu führte, dass sich Multiresistenzen entwickeln konnten.

Das Fazit dieser Studie ist ernüchternd, da es auch das Dilemma der modernen Medizin widerspiegelt. Denn 4 Millionen Jahre, in denen sich verschiedene Bakterienstämme bekämpften, führten nicht zur deren Auslöschung, sondern zur Entstehung von Multiresistenzen.

7.2 Resistenzen im heutigen Europa

In regelmäßigen Abständen führt das *Europäische Zentrum für die Prävention und Kontrolle von Krankheiten* länderübergreifende Untersuchungen zur Ausbreitung von Antibiotikaresistenzen durch. Dazu werden von allen Mitgliedsstaaten der Europäischen Union, sowie auch von Island und Norwegen, klinische Isolate eingesammelt und auf mögliche Resistenzen gegen Antibiotika getestet. Wie auch zuvor zeigte die Untersuchung aus dem Jahre 2016, dass es ein klares Nord-Süd- und West-Ost-Gefälle gibt, wobei die wenigsten Fälle in Ländern registriert wurden, die im Nordwesten Europas liegen (◻ Abb. 7.2).

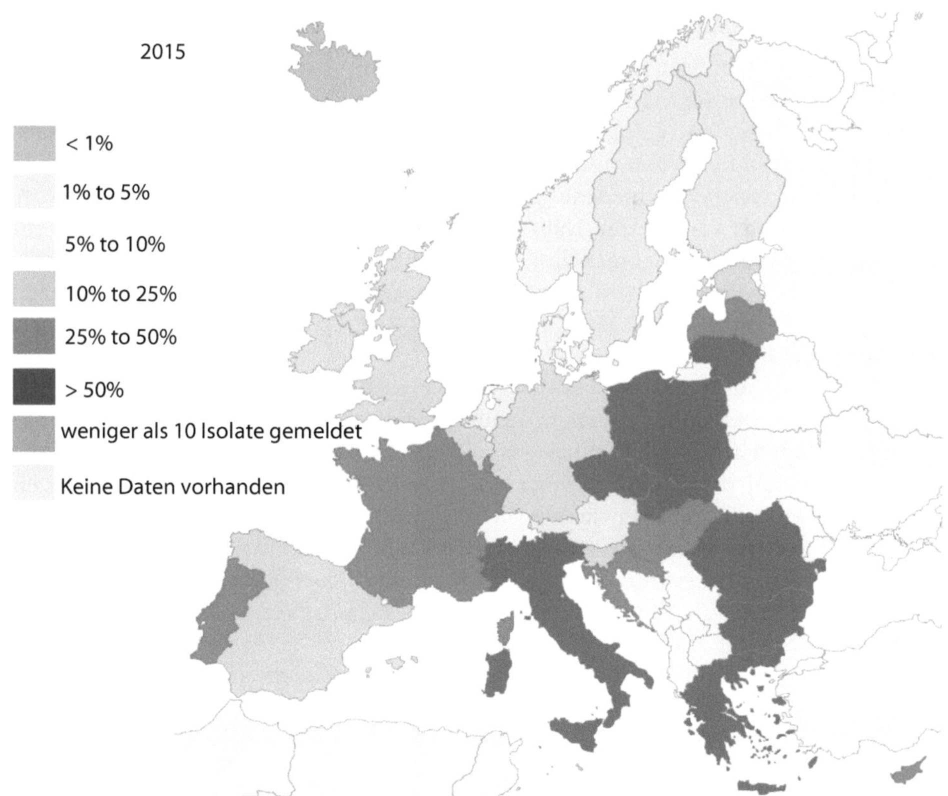

◻ **Abb. 7.2**   Anteil Cephalosporin-resistenter *Klebsiella pneumomina*-Stämme in Europa

Der Bericht gibt Anlass zur Beunruhigung, da insbesondere ein Anstieg von Resistenzen bei Gram-negativen Bakterien festgestellt wurde. So sprechen beispielsweise immer weniger *Escherichia coli*- und *Klebsiella*-Stämme auf eine bestimmte Art von Cephalosporinen, ein Breitbandantibiotikum, an. Zudem wurde ein Anstieg von Stämmen registriert, die gegen eine Carbapenem-Behandlung resistent waren. Es gibt aber auch Positives zu berichten, da ein leichter Rückgang von Methicillin-resistenten *Staphylococcus aureus*-(MRSA)-Isolaten festgestellt wurde und die Anzahl von resistenten *Streptococcus pneumoniae*-Stämmen momentan zu stagnieren scheint.

Dennoch schätzt das *Europäische Zentrum für die Prävention und Kontrolle von Krankheiten* die Lage für sehr gefährlich ein. Daher empfiehlt es, dass Ärzte weniger großzügig Antibiotika verabreichen sollten. Der *Globale Risiken Report 2016* (The Global Risks Report 2016) kommt zu einem ähnlichen Schluss. In dieser Studie wird neben der Erderwärmung, Naturkatastrophen, Terrorismus, Cyberattaken und Energiekrisen auch die Ausbreitung von Antibiotikaresistenzen zu einem globalen Risikofaktor gezählt. Dass dieser Bericht nicht nur düstere Fiktion ist, belegen Schätzungen der EU-Kommission in Brüssel. Demnach sterben jedes Jahr ca. 25.000 Menschen in Europa aufgrund von Infektionen, die durch resistente Bakterien verursacht werden.

7.3 Wie entstehen Resistenzen gegen Antibiotika?

Wie bereits erwähnt, besitzen Bakterien die Fähigkeit, sich veränderten Lebensbedingungen anzupassen. Sie werden z. B. in siedenden Quellen sowie in tiefen Meeresregionen oder im Wüstensand gefunden, also an Orten, an denen ansonsten keine oder kaum andere Lebewesen überleben würden. Um diesen harschen Bedingungen gewachsen zu sein, haben Bakterien verschiedene Strategien entwickelt. Sie können beispielsweise ihr Wachstum auf das vorhandene Nährstoffvorkommen abstimmen. So kommt es vor, dass Bakterien Wochen oder manchmal sogar Jahre in einer nährstoffarmen Umgebung wie in tieferen Bodenschichten oder in Höhlen verharren, ohne sich fortzupflanzen. Andere Bakterienarten hingegen, wie *Escherichia coli*, vermehren sich bei ausreichender Nährstoffzufuhr im Minutentakt.

Die Mikroorganismen sind u. a. deshalb so anpassungsfähig, da sie im Gegensatz zu vielzelligen Lebewesen ihr Wachstum nicht koordinieren müssen. Jedes einzelne Bakterium kann sich nämlich selbst versorgen und alle lebensnotwendigen Stoffwechselprozesse eigenständig durchführen. Daher sind die einzelligen Lebewesen in der Lage, ein autarkes Leben zu führen. Bei vielzelligen höherwertigen Lebewesen ist dies jedoch anders. Nach der Befruchtung einer Eizelle wird mit jeder Zellteilung die entstandene Tochterzelle auf eine bestimmte Aufgabe vorbereitet. Dieser Prozess, auch als Differenzierung bezeichnet, ist dafür verantwortlich, dass sich Organe und Körperteile entwickeln. Im Unterschied zu Bakterien können differenzierte Zellen aber kein unabhängiges Leben mehr führen. Sie sind aufeinander angewiesen und Zellteilung sowie Wachstum müssen gut koordiniert sein.

Dies hat zwei wesentliche Konsequenzen. Zum einen müssen nach der Befruchtung der Eizelle, alle Zellen mit Nähstoffen versorgt werden, damit sich der Organismus weiterentwickeln kann. Zum anderen kann es sich ein wachsender vielzelliger Organismus nicht leisten, Tochterzellen zu erzeugen, die aufgrund von Mutationen nicht lebensfähig sind. Daher unterliegt der Replikationsmechanismus bei eukaryotischen Zellen strengen Kontrollen und ist mit weniger Fehlern belastet als bei Prokaryoten. Jedoch hat dies den Preis, dass sich höhere Lebewesen nur sehr langsam an eine neue Umgebung anpassen können.

Bei Bakterien ist dies jedoch anders. Eine tödliche Mutation in einer Tochterzelle beeinträchtigt nicht die Lebensfähigkeit der Mutterzelle. Es kann sogar von Vorteil sein, wenn nach einer Zellteilung das Chromosom der Tochterzelle nicht vollkommen identisch mit dem ihrer Vorläuferzelle ist. Daher betreiben Bakterien weniger Aufwand als eukaryotische Zellen, nach einer Zellteilung den neu entstandenen DNS-Strang auf Fehler zu überprüfen oder sie gegebenenfalls wieder zu korrigieren. Im Gegenteil, viele Bakterien haben Mechanismen entwickelt, die es ihnen erlauben, DNS von anderen Zellen, prokaryotisch wie eukaryotisch oder sogar von Viren, aufzunehmen. Diese wird dann in das Chromosom integriert oder in Form von Plasmiden im Cytosol gelagert (◘ Abb. 7.3).

Plasmide sind im Vergleich zum bakteriellen Chromosom kleine ringförmige DNS-Stränge. Sie werden auch als genetische Vektoren bezeichnet, da sie ohne großen Aufwand auf andere Bakterien, teilweise sogar Spezies-unabhängig, übertragen werden können. Häufig ist das Wachstum der Bakterien aufgrund der aufgenommenen neuen DNS verlangsamt. Dies kann sich nachteilig auswirken, wenn sich die Umgebung der Bakterien nicht verändert. Denn die schneller wachsenden Bakterien werden die vorhandenen Nährstoffe verbrauchen, und den mutierten Bakterien keinen Lebensraum zur Verfügung stellen.

Kommt es jedoch zu einer Veränderung der Lebensbedingungen, die das Wachstum der nicht mutierten Bakterien stark hemmt, kann es passieren, dass sich die mutierten Bakterien auf einmal schneller vermehren können als ihre Konkurrenten. Jetzt erweist sich die Mutation als Selektionsvorteil, die es den Bakterien ermöglicht, sich gegenüber ihren nicht mutierten Artgenossen durchzusetzen und sie eventuell sogar komplett auszumerzen. Die falsche Anwendung von antimikrobiellen Substanzen kann einen solchen Selektionsdruck auslösen.

In der Tierzucht werden beispielsweise bis heute noch subletale Dosen von Antibiotika ins Futter gemischt. Damit will man zum einen verhindern, dass Infektions-

◘ **Abb. 7.3** Transfer von Resistenzgenen

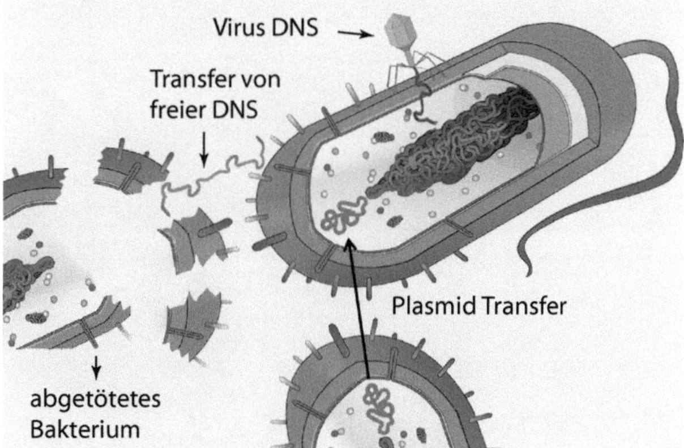

krankheiten ausbrechen können, und zum anderen bewirken, dass das Wachstum der Tiere beschleunigt wird. Die Verwendung einer geringen Dosierung hat aber auch zur Folge, dass die Bakterien der normalen Flora, z. B. im Darm, nicht abgetötet, sondern nur an ihrem Wachstum gehindert werden. Dadurch erhalten die mutierten Bakterien nicht nur einen Selektionsvorteil, sondern sie werden in die Lage versetzt, den Konkurrenzkampf um die Nahrungszufuhr zu gewinnen. Diese Praktiken insbesondere in der industriellen Landwirtschaft tragen somit erheblich zur Entwicklung von Antibiotikaresistenzen bei. Wenn sich zudem eine Infektion mit pathogenen Bakterien unter den Tieren ausbreiten sollte, besteht die große Gefahr, dass die Resistenzgene von harmlosen Bakterien auf die Krankheitserreger übertragen werden können.

Eine ähnliche Gefahr kann auch von den Menschen ausgehen. Oftmals wird entgegen der Verschreibung des Arztes eine Antibiotikabehandlung von Patienten eigenmächtig abgebrochen, wenn sie glauben, wieder fit zu sein. Die Einnahme des Medikamentes über einen bestimmten Zeitraum ist aber notwendig, damit sämtliche Krankheitserreger eliminiert werden. Denn selbst wenn der Patient genesen und auch wieder arbeitsfähig ist, können sich noch Bakterien im Körper befinden. Wird die Einnahme des Antibiotikums jetzt abgebrochen, sinkt die Konzentration des Medikamentes im Körper sukzessiv bis ist ein Niveau erreicht, das nicht mehr tödlich für die verbliebenen Bakterien ist, aber ihr Wachstum verlangsamt. Die Folgen sind bekannt: Mutierte Bakterien haben jetzt einen Selektionsvorteil und können zur Ausbreitung von Resistenzen beitragen.

7.4 Die Bakterien schlagen zurück

In Anbetracht der Vielzahl antimikrobieller Substanzen und ihrer unterschiedlichen Wirkungsweisen wäre es energetisch zu aufwendig und kaum effektiv, wenn Bakterien für jedes Antibiotikum eine spezielle Abwehrstrategie konzipieren würden. Daher haben sie Resistenzmechanismen entwickelt, die einen generellen Schutz bieten (◘ Abb. 7.4).

◘ Abb. 7.4 Inhibierung von Antibiotika

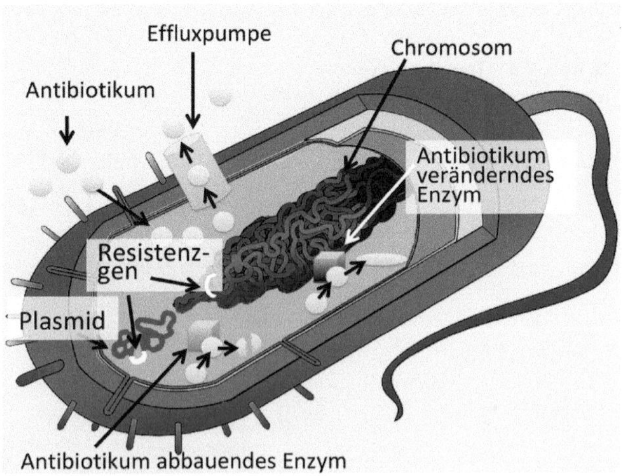

Die verwendeten Strategien sind erstaunlich einfach wie effektiv. So können Bakterien ihre äußere Hülle verändern und damit das Eindringen von Antibiotika ins Zellinnere verhindern. Falls antimikrobielle Substanzen dennoch ihren Weg ins Cytosol finden, werden sie von Effluxpumpen wieder heraus befördert, bevor sie ihre toxischen Eigenschaften entfalten können. Aber auch die Angriffsziele von Antibiotika können verändert werden. So reicht beispielsweise eine einzelne Mutation im Gyrase-Gen aus, um ihrer Blockierung durch Gyrasehemmer zu entgehen. Andere Bakterien produzieren Enzyme, welche Antibiotika direkt attackieren. Dabei werden sie so in ihre Bestandteile zerlegt oder modifiziert, dass sie ihre antimikrobiellen Eigenschaften verlieren.

Viele Methicillin-resistente Staphylokokken (MRSA) besitzen z. B. das Resistenzgen *mecA*. Es kodiert für ein Eiweiß (PBP2A), das zu den Penicillin-bindenden Proteinen gehört. Diese hemmen neben Penicillin auch noch andere β-Lactam-Antibiotika, wie etwa Methicillin, das ebenfalls den Aufbau der bakteriellen Zellwand unterbinden kann. Ähnlich wie Penicillin und Methicillin blockiert auch Vancomycin die Synthese der bakteriellen Zellmembran. Hierzu heftet sich das Antibiotikum an Bausteine, die für den Aufbau der Zellwand benötigt werden. Als Folge kann die bakterielle Außenhülle nicht mehr quervernetzt werden und büßt an Stabilität ein. Um dies zu verhindern, verfolgen Vancomycin-resistente Enterokokken eine andere Strategie als Methicillin-resistente Staphylokokken. Sie mutieren einfach die Proteine, die von Vancomycin erkannt und attackiert werden, und gewährleisten so einen normalen Aufbau der bakteriellen Zellwand.

Effluxsysteme wurden besonders eingehend bei Pseudomonaden untersucht. Bislang wurden über zehn verschiedene Typen beschrieben. Die Untersuchungen haben gezeigt, dass Effluxpumpen sich nicht durch eine besondere Selektivität auszeichnen. Neben Antibiotika können sie auch zelluläre Abbauprodukte, Lipide und viele andere bakterielle Substanzen aus ihrem Inneren nach außen schleusen. Einige Effluxpumpen sind induzierbar und werden nur dann gebildet, wenn Bakterien einer Antibiotikaattacke ausgesetzt sind.

Darüber hinaus können Bakterien aber auch Substanzen produzieren, welche die Antibiotika direkt angreifen. β-Lactamasen können beispielsweise die typische ringförmige Struktur von β-Lactam-Antibiotika aufbrechen, was zu einem kompletten Verlust der antimikrobiellen Eigenschaften führt. Andere bakterielle Enzyme können Antibiotika biochemisch verändern. Häufig handelt es sich um Transferasen. Diese Familie von Enzymen kann einen Teil eines Moleküls oder Proteins auf ein anderes übertragen. So können Adenyltransferasen, Phosphotransferasen oder N-Acetyltransferasen Antibiotika mit einer Adenin-, Phosphat- oder Acetylgruppe versehen. Oft ist dabei das aktive Zentrum betroffen, was zu einer irreversiblen Hemmung des Antibiotikums führt.

Bakterielle Abwehrmechanismen haben jedoch ihren Preis. Meist handelt es sich um unspezifische Reaktionen und so können auch bakterielle Proteine ungewollt von einer Transferase modifiziert und inaktiviert werden. Eine Gyrase kann nach einer Mutation an Effizienz verlieren und Effluxpumpen können neben Antibiotika auch Substanzen ausschleusen, die eigentlich für die Bakterien lebenswichtig sind. Daher ist der Erwerb von Resistenzen häufig mit einem verlangsamten Wachstum verbunden. Bei normalen Wachstumsbedingungen kann dies die mutierten Bakterien so sehr beeinträchtigen, dass sie beim Kampf um Nahrungsressourcen gegenüber den nicht resistenten Bakterien den Kürzeren ziehen. Mutationen, die zu Resistenzen führen, setzen sich aber dann durch, wenn Bakterien einem Selektionsdruck ausgesetzt sind. Antibiotika sollten deshalb, wie bereits beschrieben, nur dann verwendet werden, wenn es keine andere Alternative gibt, um eine bakterielle Infektion zu behandeln.

Bakterielle Proteine, die zur Entstehung von Resistenzen beitragen, sind natürlich auch in den Blickpunkt der wissenschaftlichen Forschung und Medikamentenentwicklung geraten, da ihre Blockierung die Wirkung von Antibiotika wiederherstellen kann. Einige Substanzen sind sogar schon im klinischen Einsatz. So werden β-Lactamase-Hemmer seit über drei Jahrzehnten in Kombination mit Antibiotika wie Ampicillin, Piperacillin oder Amoxicillin verabreicht.

Die bekanntesten Vertreter hier sind Sulbactam, Tazobactam und Clavulansäure. Allen drei Substanzen ist gemeinsam, dass sie einen β-Lactamring in ihrer Struktur haben, der von β-Lactamasen angegriffen werden kann. Bei diesem Prozess binden die β-Lactamase-Hemmer so fest an das bakterielle Enzym, dass dessen aktive Seite blockiert ist. Dies wiederum hat zur Folge, dass keine weiteren Antibiotika mehr gespalten werden können und der Aufbau einer intakten bakteriellen Hülle wieder verhindert werden kann.

Weniger fortgeschritten ist die Entwicklung von Medikamenten, welche die Wirkung von Effluxpumpen blockieren können. Zwar sehen Laborversuche erfolgsversprechend aus und es wurden auch schon hemmende Substanzen gefunden, aber es werden wahrscheinlich noch etliche Jahre verstreichen, bis das erste Medikament eine Zulassung erhalten wird.

Die Entwicklung von Medikamenten, die sich gegen bakterielle Resistenzproteine richten, ist jedoch nur eine kurzfristige Lösung. Mit jedem neuartigen antibakteriellen Wirkstoff wird ein neuer Selektionsdruck aufgebaut. Bakterien haben über viele Millionen Jahre gelernt, sich dem zu widersetzen. So ist es keine große Überraschung, dass es erste Untersuchungsergebnisse über Bakterien gibt, die ihre β-Lactamasen so mutiert haben, dass sie von Sulbactam nicht mehr blockiert werden können.

Ähnliches wird sicherlich auf uns zu kommen, wenn die ersten Effluxpumpen-Hemmer im klinischen Einsatz sind. Dieser Wettlauf kann nur gewonnen werden, wenn vorrauschauend geforscht wird und neue antimikrobielle Therapien entwickelt werden, bevor die zurzeit noch vorhandenen ihre Wirkung verlieren.

Sepsis: Definitionen und Wirkungsweisen

8.1   Die angeborene und erworbene Immunität – 84

8.1.1   Die angeborene Immunität – 85

8.1.2   Die erworbene Immunität – 86

8.2   Der Begriff Sepsis: Versuch einer Definition – 89

8.3   Klinische Fakten zur Sepsis – 92

8.4   Klinische Symptome einer Sepsis – 93

Die Originalversion dieses Kapitels wurde revidiert. Zu diesem Kapitel ist ein Erratum online unter https://doi.org/10.1007/978-3-662-58519-1_15 verfügbar

8.1 Die angeborene und erworbene Immunität

Wie bereits erwähnt, beinhaltet der Begriff *Sepsis* einen komplizierten Krankheitsverlauf, der zwar durch Mikroorganismen verursacht wird, aber durch eine Überreaktion des Körpers auf die Infektion verschlimmert werden kann. Um den Krankheitsverlauf besser verstehen zu können, wird dieses Kapitel zuerst einen kurzen Überblick über das menschliche Immunsystem geben. Es wird außerdem erläutert, welche Bedeutung es bei der Abtötung von Mikroorganismen hat und warum es bei schwerwiegenden Infektionskrankheiten überreagieren kann.

Das menschliche Immunsystem hat viele Funktionen. Es bekämpft nicht nur Infektionen, sondern hilft auch, Krebszellen zu beseitigen und uns vor Allergien zu schützen. Dabei folgt es dem Prinzip „Erkennen" und „Eliminieren". Wegen der Vielfältigkeit und Komplexität von Infektionskrankheiten werden für das Erkennen und Eliminieren unterschiedliche Teile des Immunsystems aktiviert. Zum Aufspüren eines mikrobiellen Eindringlings muss unser Körper ständig vom Immunsystem patrouilliert werden. Bei einer Gefahr wird sofort Alarm geschlagen und es werden alle erdenklichen Abwehrmaßnahmen ergriffen, um die Bedrohung auszumerzen.

Dazu besitzt unser Körper Eiweiße und Zellen, die mit besonderen Sensoren ausgestattet sind und so eingedrungene Mikroorganismen erkennen können. Viele dieser Eiweiße und Zellen zirkulieren im Blut oder sind im Gewebe vorhanden. Wenn sie ein Pathogen ausfindig gemacht haben, muss zunächst eine wichtige Entscheidung getroffen werden. Handelt es sich um einen Freund oder Feind, mit anderen Worten, soll eine Immunantwort ausgelöst werden oder nicht?

Obwohl dieser Beschluss von großer Bedeutung ist, konnten bislang die molekularen Mechanismen, die diesen Prozess steuern, nicht vollständig geklärt werden. Es gibt aber verschiedene Modelle. Eines von ihnen, die sogenannte „danger theory" oder Gefahrentheorie besagt, dass für eine Aktivierung des Immunsystems ein zweites Signal notwendig sei. Hierbei handelt es sich oft um eine entzündliche Reaktion. So können Bakterien im Darm in perfekter Harmonie mit dem Immunsystem leben, solange sie die zugeführte Nahrungszufuhr in kleinere Bestandteile zerlegen. Liegt aber eine Blinddarmentzündung vor, können aufgrund der Verletzung des Darmes Bakterien in die Bauchhöhle penetrieren. Dies kann zu Fieberschüben führen, die dann das Startsignal für das Immunsystem sind, den Angriff auf die eingedrungenen Bakterien aufzunehmen.

Viele Lebewesen haben sowohl ein angeborenes als auch ein erworbenes Immunsystem. Ersteres ist evolutionär viel älter und findet seinen Ursprung in den ersten mehrzelligen Lebensformen. Das erworbene Immunsystem hingegen hat sich erst später entwickelt und kommt nur in höher entwickelten Organismen vor. Sollte man der Vermutung erliegen, dass das angeborene Immunsystem, im englischen auch als *„innate immune system"* bezeichnet, schon seit langen intensiv beforscht wird, hat man sich getäuscht.

Tatsächlich fristete es eine geraume Zeit ein Schattendasein und erfuhr erst in den 1990er-Jahren die notwendige Aufmerksamkeit. Verantwortlich hierfür ist Charles A. Janeway, der 1989 einen bahnbrechenden Vortrag hielt. In seiner Rede postulierte er, dass höhere Lebewesen schon von Geburt an in der Lage sind, gewisse Bestanteile von Mikroorganismen zu erkennen, um so eine Immunantwort auslösen zu können. Diese Idee war revolutionär und wurde zunächst von vielen Immunologen mit großer Skepsis aufgenommen.

Heute wissen wir, dass Charles A. Janeways Visionen korrekt waren und dass Probleme bei Sepsis Patienten zu einem großen Teil auch wegen einer zu starken Aktivierung der angeborenen Immunantwort entstehen. Zehn Jahre nach seinem Vortrag erbrachten Bruce Beutler und Jules Hoffmann den Beweis, dass es die von Charles A. Janeway vorhergesagten Proteine und Zellen tatsächlich gibt. Für diese Entdeckungen wurden die beiden Forscher 2011 mit dem Nobelpreis ausgezeichnet. Leider konnte Charles A. Janeway dies nicht mehr miterleben, da er 2003 im Alter von 60 Jahren viel zu früh nach einer langen Erkrankung verstarb.

8.1.1 Die angeborene Immunität

Was aber genau ist der Unterschied zwischen der angeborenen und der erworbenen Immunität? Viele Erkenntnisse, die wir über die angeborene Immunität gewonnen haben, verdanken wir Untersuchungen an der Fruchtfliege. Insekten gehören zu den evolutionär niederen Lebewesen, die noch kein erworbenes Immunsystem ausbilden konnten. Dies gilt auch bei der Fruchtfliege. Wenn man also das angeborene Immunsystem untersuchen will, ohne den Einfluss des erworbenen zu berücksichtigen, ist sie ein ideales Forschungsobjekt. Jules Hoffmann und sein Forschungsteam konnten 1996 zeigen, dass bestimmte Eiweiße, auch als Toll-Rezeptoren bekannt, eine wichtige Rolle bei der Bekämpfung von Pilzinfektionen bei der Fruchtfliege spielen (❏ Abb. 8.1).

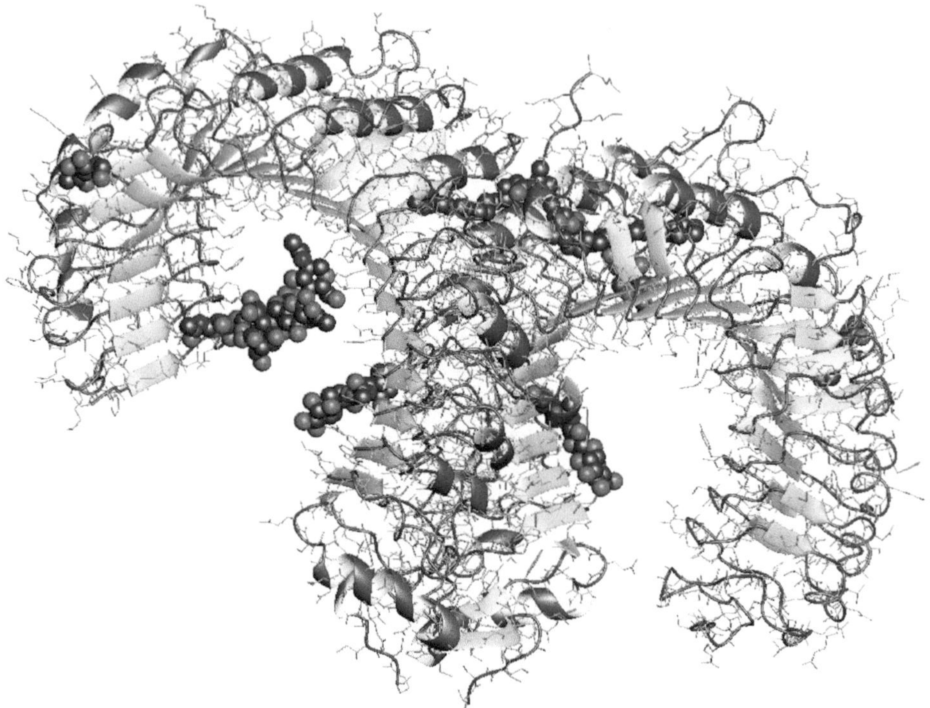

❏ **Abb. 8.1**   Struktur von zwei Toll-Rezeptoren, die einen Komplex bilden

Zwei Jahre später wiesen Bruce Beutler und seine Mitarbeiter in Experimenten mit Mäusen nach, dass dieselbe Klasse von Rezeptoren auch bakterielle Komponenten erkennen kann. Heute wissen wir, dass Toll-Rezeptoren in fast allen Lebensformen beim Erkennen von intra- und extra-zellulären Pathogenen beteiligt sind.

Bisher wurden elf verschiedene Toll-Rezeptoren für den Menschen beschrieben. Wenn diese an bakterielle oder virale Substanzen binden, werden Botenstoffe, z. B. Zytokine, ausgesendet, die weiße Blutkörperchen zur Infektionsstelle herbeilocken können, um die Eindringlinge zu eliminieren. Meist handelt es sich hierbei um Neutrophile oder Makrophagen, auch umgangssprachlich als Fresszellen bezeichnet. Bei ihrer Rekrutierung zum Infektionsherd werden die Zellen außerdem auch noch aktiviert, damit sie vor Ort das Pathogen phagozytieren (einverleiben) und in ihrem Zellinneren abtöten können. Handelt es sich um einen intrazellulären Mikroorganismus, wird dies von der betroffenen Zelle signalisiert. In diesem Fall können die rekrutierten Neutrophile oder Makrophagen die infizierte Zelle abtöten und so dafür sorgen, dass das intrazelluläre Bakterium oder Virus entsorgt wird.

Neben der zellulären Immunantwort kann der Körper auch Proteine ausschütten, die eingedrungene Bakterien oder Hefen abtöten können. Meist handelt es sich hierbei um niedermolekulare Proteine, die sich in die Membran des Pathogens bohren und so die Zellwand perforieren. Als Folge kommt es zum Austritt von zytosolischem Material. Die Bakterien- oder Hefezellen können ihre Zellintegrität nicht mehr stabilisieren und kollabieren wie ein Luftballon, in den man eine Stecknadel gesteckt hat.

Proteine mit perforierenden Eigenschaften werden auch als antimikrobielle Peptide bezeichnet. Sie werden bei einer Infektion von weißen Blutkörperchen, aber auch von vielen anderen Zellen, wie z. B. Hautzellen, ausgeschüttet. Wie phagozytierende Zellen sind auch antimikrobielle Peptide Teil der angeborenen Immunität. Im Gegensatz zur erworbenen Immunität müssen sie nicht speziell auf das Pathogen angepasst werden, wie wir im nächsten Abschnitt erfahren werden. Der Vorteil des angeborenen Immunsystems ist, dass es sofort aktiv ist und eine Infektion im Keime ersticken kann, bevor sie sich im Körper ausbreitet.

8.1.2 Die erworbene Immunität

Auch bei der erworbenen Immunität gilt das Prinzip des Erkennens und Eliminierens. Jedoch sind die molekularen Abläufe wesentlich komplizierter als bei der angeborenen Immunität. Grund hierfür ist, dass die Werkzeuge, die den Eindringling bekämpfen sollen, erst noch hergestellt werden müssen. Dieser Prozess ist langwierig und kann mehrere Wochen dauern, doch er ist erfolgreich. Denn das erworbene Immunsystem ist genau auf das Pathogen zugeschnitten und bietet einen langen, manchmal sogar lebenslangen Schutz.

Wie auch bei der angeborenen unterscheidet die erworbene Immunität zwischen extra- und intrazellulären Pathogenen. In der Wissenschaft spricht man auch von einer humoralen und zellulären Immunantwort. Bei der ersteren handelt es sich um eine Antikörper vermittelte Abwehrreaktion.

Antikörper findet man in großer Anzahl in der Blutzirkulation, aber sie kommen auch in vielen anderen Körperflüssigkeiten vor. Im Laufe eines Lebens kann ein Mensch mehrere Millionen verschiedene Antikörper produzieren. Jeder von ihnen bindet nur an ein ganz bestimmtes Molekül auch als Antigen bezeichnet. Ist dieses Molekül oder Antigen auf der Oberfläche eines extrazellulären Pathogens vorhanden, wird es durch die Antikörperbindung markiert und zur Jagd von phagozytierenden Zellen freigegeben. Diese haben spezielle Sensoren, auch als Antikörper-bindende Rezeptoren bezeichnet, mit denen sie ihre Umgebung untersuchen. Stoßen sie dabei auf einen Partikel, sei es ein Bakterium oder eine Hefezelle, an dem Antikörper gebunden sind, wird er einverleibt und im Inneren der Zelle abgetötet.

Antikörper werden von speziell ausgebildeten Zellen produziert. Dabei kann jede Zelle nur solche Antikörper produzieren, die an ein und dasselbe Antigen binden. Wenn eine Antiköper produzierende Zelle ein Signal bekommt, dass sich ihre Antikörper besonders gut zur Markierung eines extrazellulären Pathogens eignen, beginnt sie sich zu vermehren. Die Tochterzellen produzieren daraufhin Antikörper, die an dasselbe Oberflächenmolekül des Eindringlings binden. Somit wird die Immunreaktion um ein Vielfaches verstärkt.

Neben Antikörper produzierenden Zellen kommt es bei der Teilung außerdem auch zur Bildung von Gedächtniszellen. Diese nehmen zwar nicht aktiv an der Immunabwehr teil, können aber oft über Jahrzehnte im Körper verweilen. Im Falle einer erneuten Infektion durch dasselbe Pathogen bekommen Gedächtniszellen das Signal, sich zu teilen. Die so entstandenen Tochterzellen sind aber keine Gedächtniszellen mehr, sondern wieder Antikörper produzierende Zellen, die direkt in den Kampf gegen die Infektion eingreifen können. Somit ist ein effizienter Schutz gewährleistet, der über viele Jahre andauern kann.

Um Antikörper produzieren zu können, müssen das angeborene und erworbene Immunsystem eng miteinander zusammenarbeiten. Eine wichtige Rolle in diesem Prozess spielen phagozytierende Zellen. Zwar ist ihre Aktivität um ein Vielfaches erhöht, wenn ein Pathogen mit Antikörpern markiert ist, aber sie sind auch in der Lage, wenn auch deutlich weniger effizient, nicht markierte Eindringlinge zu bekämpfen. Letzteres ist Teil der angeborenen Immunantwort, wie im vorherigen Kapitel beschrieben, hat aber auch eine große Bedeutung für die Ausbildung der erworbenen Immunität.

Wenn also ein unbekanntes Pathogen in einen Wirt eindringt, kann es zunächst nur vom angeborenen Immunsystem bekämpft werden. Dazu wird der Eindringling ohne das Mitwirken von Antikörpern von Neutrophilen und Makrophagen phagozytiert (**◘** Abb. 8.2). In der Zelle wird der Mikroorganismus dann meist abgetötet und in kleine Proteinbestandteile zerlegt. Diese Fragmente müssen genauestens untersucht werden, weil sie für die Produktion von Antiköpern von großer Bedeutung sind. Neutrophile und Makrophagen fungieren nämlich wie ein Staubsauger, der ihre Umgebung reinhält. So phagoytieren sie nicht nur Bakterien und Hefen, sondern auch abgestorbene Zellen, Zelltrümmer oder jede andere erdenkliche Art von kleinen Partikeln, z. B. aggregierte Eiweiße. Dies alles wird ebenfalls im Zellinnern zerkleinert.

Für die Produktion von Antikörpern ist es wichtig, dass sie nur an Antigene binden, die von einem Pathogen stammen und nicht beispielsweise von einer abgestorbenen Zelle. Um dies zu gewährleisten, wird ein Teil der Proteinfragmente, die von phagozytierten Objekten stammen, auf die Oberfläche der Zelle transportiert. Dort werden sie von spezialisierten Zellen eingehend untersucht, ob die exponierten Bruchteile körpereigen sind oder nicht. Denn nur im letzteren Fall wird eine Antikörper produzierende

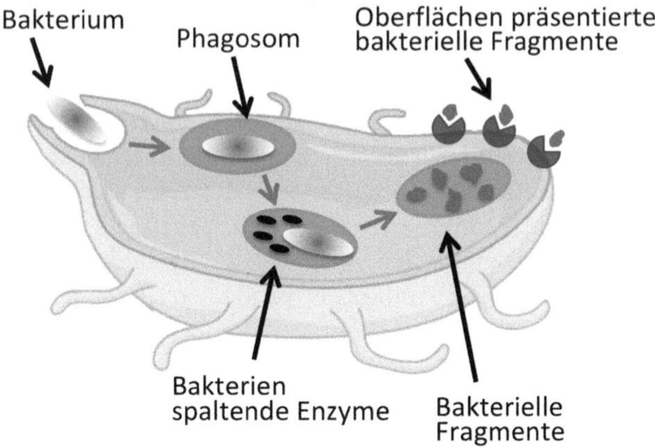

◘ Abb. 8.2 Präsentation von phagozytierten bakteriellen Proteinfragmenten auf der Zelloberfläche

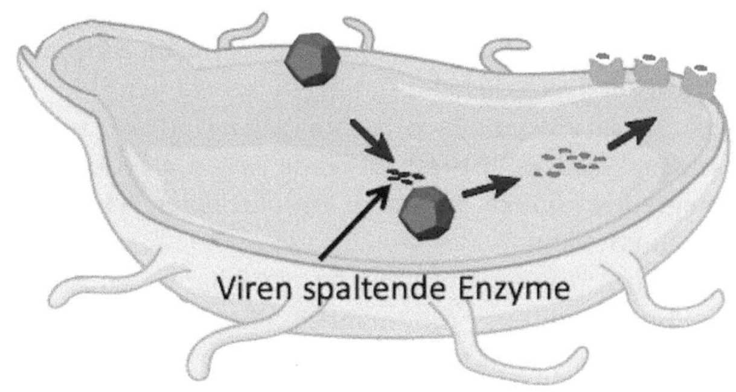

◘ Abb. 8.3 Präsentation von intrazellulären viralen Proteinfragmenten auf der Zelloberfläche

Zelle gesucht, deren Antikörper mit hoher Affinität an das Proteinfragment binden kann, das auf der Zelloberfläche exponiert ist.

Dieser Prozess ist leider nicht vollkommen fehlerfrei. So kann es in seltenen Fällen passieren, dass Antikörper auch gegen körpereigene Proteine produziert werden. Dann spricht man von Autoimmunkrankheiten, die wie z. B. Schuppenflechte oder rheumatoide Arthritis kaum behandelbar sind und oft zu lebenslangen Komplikationen führen.

Das Prinzip der zellulären erworbenen Immunität gleicht in gewisser Weise dem der humoralen. Allerdings ist das Aufspüren von intrazellulären Pathogenen etwas schwieriger. Meist werden Zellen von Viren infiziert, aber es gibt auch viele Bakterien, die in eine Zelle eindringen, um sich zu vermehren.

Da ein intrazelluläres Pathogen sich einem Aufspüren durch Antikörper entzieht, muss die infizierte Zelle Maßnahmen ergreifen, die es dem Immunsystem ermöglichen, Informationen über ihr Zellinneres zu erhalten. Um dies zu bewerkstelligen, befördert jede Zelle einen repräsentativen Querschnitt ihres intrazellulären Inhaltes auf ihre Oberfläche. Ähnlich wie bei der humoralen Immunität handelt es sich hierbei um kleine Proteinfragmente. Diese entstehen, weil im Zytosol einer Zelle mit aktivem Stoffwechsel auch Abfall anfällt. Der Zellschrott wird durch spezielle Enzyme entsorgt, indem sie ihn in kleine Bestandteile zerlegen, die dann größtenteils von der Zelle recycelt werden. Ein geringer Teil des Zellschrotts wird jedoch zur Zelloberfläche befördert (◘ Abb. 8.3).

Falls eine intrazelluläre Infektion vorliegt, werden neben den zytosolischen Proteinfragmenten auch virale oder bakterielle Bestandteile von den Enzymen gespalten und ebenfalls auf der Zelloberfläche deponiert. Wie auch bei der humoralen Immunantwort tasten spezielle Immunzellen die Oberflächenstruktur von Zellen ab, um körperfremde Proteine aufzuspüren. Zytosolische Proteinfragmente und Bestandteile von phagozytierenden Zellen sind unterschiedlich auf einer Zelloberfläche verankert. Dadurch kann ein Immunzelle sofort erkennen, ob es sich um einen intra- oder extrazellulären Pathogen handelt.

Bei einem intrazellulären Eindringling werden spezielle Zellen, auch als zytotoxische T-Zellen bezeichnet, angelockt, die dann die infizierte Zelle abtöten. Auch hier kommt es nach der ersten Infizierung zu einem lang anhaltenden Schutz. Sowohl die humorale als auch die zelluläre Immunantwort spielen bei Impfungen eine große Rolle. Hierzu werden Viren und Bakterien durch genetische Modifikation, Abtöten oder andere Mechanismen für den Menschen harmlos gemacht. Werden sie in geringen Mengen injiziert, kommt es zur Ankurbelung des erworbenen Immunsystems, ohne dass eine Infektion ausgelöst wird. Als Folge der Impfung entsteht ein immunologisches Gedächtnis, das im Falle eines Infekts durch das eigentliche Pathogen einen schnellen und effektiven Schutz bieten kann.

8.2 Der Begriff Sepsis: Versuch einer Definition

Der Begriff *Sepsis* stammt aus dem Altgriechischen (σήψη) und bedeutet so viel wie *Fäulnis*. Erstmals verwendet wurde er in der Ilias von Homer. In dem Epos wird allerdings nicht eine Infektion, sondern die Verwesung eines menschlichen Körpers beschrieben. Dass es einen Zusammenhang von Sepsis (Fäulnis) und Krankheit gibt, wurde 400 Jahre später von Hippokrates beschrieben. Er stellte fest, dass wenn der Körper innerlich heiß und außen kalt ist, eine Erkrankung meist tödlich verläuft.

Wie bereits beschrieben kam auch Aulus Cornelius Celsus im 1. Jahrhundert n. Chr. mit seiner Definition von Tumor, Calor, Rubor und Dolor (Schwellung, Hitze, Rötung und Schmerz) zu einem ähnlichen Ergebnis. Im Laufe der nächsten 2000 Jahre folgten noch viele andere Definitionen. Doch erst mit der Entdeckung von Mikroorgansimen konnte ein Bezug zu Infektionskrankheiten hergestellt werden.

Folglich stammen die ersten mikrobiologischen Definitionen aus dem Ende des 19. und Anfang des 20. Jahrhunderts. Zunächst dachte man noch, dass nicht Bakterien, sondern die von ihnen sekretierten Gifte für den tödlichen Verlauf einer Infektion verantwortlich seien. So schrieb der Schweizer Mediziner und Pathologe Ernst Ziegler (1849–1905) in seinem Lehrbuch der Allgemeinen Pathologie und der pathologischen Anatomie, dass eine Sepsis *„eine Vergiftung des Organismus durch Toxine, Toxalbumine, Fermente und andere Produkte bakteritischer Zersetzung, also eine septische Intoxikation"* sei.

Erst später wurde klar, dass neben bakteriellen Giften auch die Präsenz von Mikroorganismen erheblich zum Krankheitsverlauf beiträgt. Daher mussten noch einige Jahre vergehen, bis 1914 der deutsche Internist und Bakteriologe Hugo Schottmüller (1867–1936) die erste moderne Sepsis Definition publizierte: *„Eine Sepsis liegt dann vor, wenn sich innerhalb des Körpers ein Herd gebildet hat, von dem aus konstant oder perio-*

disch pathogene Bakterien in den Blutkreislauf gelangen, und zwar derart, dass durch diese Invasion subjektive und objektive Krankheitserscheinungen ausgelöst werden." Auch wenn diese Beschreibung das Krankheitsbild und das medizinische Problem treffend beschreibt, enthält sie keine messbaren Parameter, die es Ärzten ermöglicht, eine Sepsis schnell und präzise zu diagnostizieren und sie zu behandeln.

Um diesem Problem Abhilfe zu schaffen, wurden Ende des 20. Jahrhunderts neue Definitionen eingeführt. Diese sollten es Ärzten erlauben, eine schnelle und präzise Diagnose zu treffen. Dem amerikanischen Intensivmediziner Roger C. Bone (1941–1997) kommt hierbei eine besondere Bedeutung zu. Er war einer der Ersten, die erkannten, dass das Immunsystem von Sepsispatienten oft zu heftig auf eine Infektion reagiert. Die dadurch entstandene Überreaktion des Körpers kann erheblich zum Krankheitsverlauf beitragen.

Basierend auf diesen Beobachtungen wurden neue Diagnosemethoden entwickelt, die körpereigene Reaktionen auf eine Infektion in das Krankenbild mit einbeziehen. Die Bezeichnung *systemische* Entzündungsreaktion (im Englischen Systemic Inflammatory Response Syndrome, abgekürzt *SIRS*) wurde eingeführt. Zudem erfolgte eine Einteilung in Infektionskrankheiten aufgrund ihrer Schwere in Sepsis, schwere Sepsis und septischer Schock. Die genauen Mechanismen, die zu solchen Überreaktionen führen, werden im nächsten Kapitel erläutert.

Die neue Terminologie und die entsprechenden diagnostischen Verfahren wurden im August 1991 auf einer Konsensus Konferenz präsentiert und eingehend diskutiert. Ein Jahr später wurden die Ergebnisse dieser Tagung, heute als „Sepsis-1 Definition" bezeichnet, unter Mitwirkung von Roger Bone publiziert. Der Artikel war bahnbrechend und ist inzwischen mehr als 20.000 Mal zitiert worden. Er enthält nicht nur detaillierte Definitionen für *SIRS*, Sepsis, schwere Sepsis und septischen Schock, sondern auch für die entsprechenden diagnostischen Methoden.

So wurden klinische Parameter wie Körpertemperatur, Herz- und Atemfrequenz, Anzahl weißer Blutkörperchen sowie der Grad von Organ- und Kreislaufversagen zugrunde gelegt. Diese Empfehlungen ermöglichten es Ärzten erstmals, infizierte Patienten gemäß der Schwere ihrer Krankheit in eine dieser drei Gruppen (Sepsis, schwere Sepsis oder septischer Schock) einzuteilen und entsprechend zu behandeln.

Leider wurde jedoch im Laufe der Zeit immer deutlicher, dass die Sepsis-1 Definitionen das Krankheitsbild nicht hinlänglich beschreiben können. Langzeitstudien zeigten, dass sowohl ihre Spezifität als auch ihre Sensitivität nicht immer ausreichen, um eine exakte Diagnose zu treffen. So können bei genauer Anwendung Patienten auch ohne Infektion die Sepsiskriterien erfüllen oder Sepsispatienten durch das Erkennungsmuster fallen. In einigen Studien wurde sogar nachgewiesen, dass die Rate der Fehldiagnosen sehr hoch ist und deutlich über 10 % liegen kann.

Um dieses Problem zu beheben, wurden 2001 neue Definitionen eingeführt (Sepsis-2), die 2016 noch einmal überarbeitet wurden (Sepsis-3). Es war jedoch schon nach relativer kurzer Zeit offensichtlich, dass auch diese nicht ausreichen und daher weitere Verbesserungen vorgenommen werden müssen. Wie aber unterscheiden sich die Sepsis-3 Definitionen von ihren Vorgängern und was muss in Zukunft noch verbessert werden?

Eine der auffälligsten Veränderungen ist, dass der Begriff „schwere Sepsis" nicht mehr vorkommt und die SIRS-Kriterien nicht mehr angewendet werden. Dafür gibt es zwei Gründe: Zum einen beschreiben SIRS-Kriterien die systemische Aktivierung von inflammatorischen (entzündlichen) Reaktionen. Hierbei muss es sich nicht unbedingt immer um eine Infektion handeln. Es gibt viele andere nicht infektiöse Komplikationen, wie z. B. Traumata, in denen ebenfalls massive inflammatorische Reaktionen ausgelöst werden. Zum anderen können Entzündungsvorgänge, wenn nicht systemisch aktiviert, lebenswichtige Funktionen übernehmen. Beispielsweise sind sie bei der Wundheilung von großer Bedeutung, in dem sie helfen, das Immunsystem zu aktivieren.

Entzündliche Reaktionen verursachen daher meist nur dann Schäden, wenn es zu einer pathologischen Aktivierung kommt, ansonsten sind sie ein Teil der Immunabwehr. Die Amplitude einer Entzündungsreaktion kann sich aufgrund von Altersstrukturen, dem Gesundheitszustand eines Patienten oder der genetischen Faktoren unterscheiden. Aus diesem Grunde ist die Messung von inflammatorischen Parametern mit einer so hohen Variabilität verknüpft, die es kaum ermöglicht, exakte Bestimmungen durchzuführen.

Bei den Sepsis-3 Definitionen ist deshalb das Organversagen in den Blickpunkt gerückt. Hier handelt es sich um bereits vorhandene Schädigungen, die eindeutiger messbar sind. Eine Sepsis wird als eine lebensbedrohliche Krankheit angesehen, bei der die Immunreaktion des Körpers auf eine Infektion zu massiven Schädigungen von Gewebe und Organen führt. Gemäß dieser Auslegung müssen bei einem Verdacht auf Sepsis die Funktionen von Lunge, Leber, Niere und vom zentralen Nervensystem bestimmt werden. Außerdem müssen Kreislauffunktion und Blutbild in aufwendigen Tests überwacht werden.

Die zu messenden Parameter werden auch als SOFA-Kriterien (*Sepsis-related organ failure assessment score* oder zu Deutsch *„Maßzahl zur Beurteilung des Organversagens bei Sepsis"*) bezeichnet. Sie sind labortechnisch so aufwendig, dass es bis zu 24 Stunden dauern kann, bis ein Ergebnis vorliegt. In vielen Fällen muss aber eine sofortige Entscheidung getroffen werden. Dazu wurde der qSOFA- (quick SOFA- oder schnell SOFA-) Test eingeführt. Hier werden nur Atemfrequenz, verändertes Bewusstsein und systolischer Blutdruck bestimmt. Der qSOFA-Test hat den großen Vorteil, da er von jedem Haus-, Rettungs- oder Notarzt durchgeführt werden kann. Er gewährleistet somit, dass ein potenzieller Sepsispatient sofort die richtige Behandlung erfahren kann.

Im Gegensatz zum qSOFA-Test werden die SOFA-Kriterien meist nur bei Patienten bestimmt, die sich auf der Intensivstation befinden. Dies bedeutet aber auch, dass nur die Krankenhäuser diese Untersuchungen durchführen können, die labortechnisch entsprechend ausgestattet sind. Meist handelt es sich dabei um Krankenhäuser in den Industrieländern. In vielen Teilen der Welt sind Krankenhäuser aber nicht so ausgerüstet, dass sie die Sepsis-3 Definitionen in die Praxis umsetzen können. Nicht nur deshalb werden die Sepsis-3 Definitionen kontrovers diskutiert.

Ein weiterer Kritikpunkt ist, dass sowohl SOFA als auch qSOFA prognostische Diagnosemethoden sind. Diese können zwar eine Aussage über die Überlebenswahrscheinlichkeit ermöglichen, aber das beinhaltet nicht unbedingt, dass sie genaue Behandlungsanweisungen für den zuständigen Arzt geben können. Inzwischen gibt es zudem auch erste Berichte, dass sich der qSOFA-Test in Notaufnahmen nicht bewährt hat und zu Fehlerquoten geführt hat, die über 50 % liegen. Grund hierfür ist u. a., dass bei der Bestimmung der qSOFA-Parameter nicht berücksichtigt wird, ob beim Patienten bereits von der Infektion Organschäden vorlagen. Dieses Problem wird auch im Zusammenhang mit den SOFA-Kriterien diskutiert. In vielen Ländern wird daher zurzeit nach alternativen Untersuchungsmethoden gesucht, die SOFA und qSOFA langfristig verbessern oder ersetzen können.

8.3 **Klinische Fakten zur Sepsis**

Prof. Konrad Reinhart und sein Forschungsteam publizierten 2016 eine Studie, in der die Häufigkeit von Sepsisfällen und deren Sterblichkeitsraten in deutschen Krankenhäusern untersucht wurde. Da es sich hierbei um Daten handelt, die aus dem Zeitraum von 2007 bis 2013 stammen, wurden die Sepsis-2 Definitionen (Sepsis, schwere Sepsis und septischer Schock) zugrunde gelegt.

Die ernüchternde Erkenntnis dieser Auswertung ist, dass im Laufe dieser sieben Jahre die Zahl von Sepsispatienten von ca. 200.000 auf 280.000 gestiegen ist. Dies entspricht einem Anstieg von fast 40 %. Noch dramatischer sind die Zahlen für Patienten mit einer schweren Sepsis. Hier hat sich die Anzahl im selben Zeitraum mehr als verdoppelt (von ca. 54.000 auf über 115.000) und auch bei Patienten mit einem septischen Schock ist ein deutlicher Anstieg zu verzeichnen.

Im Laufe dieser Zeit sind die Sterblichkeitsraten zwar erfreulicher Weise leicht gesunken (um ca. 10 % bei einer Sepsis oder schweren Sepsis und um ca. 4 % bei einem septischen Schock), aber dennoch sind sie im Vergleich zu anderen Erkrankungen immer noch sehr hoch. So erlagen 2013 in deutschen Krankenhäusern ca. 24 % der Patienten einer Sepsis, 44 % einer schweren Sepsis und 59 % einem septischen Schock. Wenn man die Gesamtzahl dieser drei Verlaufsformen zusammenrechnet, starben 2013 fast 140.000 Patienten an einer schwerwiegenden Infektionskrankheit.

Ein Vergleich mit anderen Todesursachen zeigt, wie besorgniserregend diese Entwicklung ist. Das statistische Bundesamt veröffentlichte z. B., dass 2015 ca. 45.000 Patienten an Lungen- oder Bronchialkrebs, 18.000 Patienten an Brustkrebs und 17.000 Patienten an Dickdarmkrebs starben. Auch in Bezug auf Herz-Kreislauf-Erkrankungen sind die Sterblichkeitsraten niedriger. So erlagen 2015 ca. 75.000 Menschen einer chronischen ischämischen Herzkrankheit, 49.000 einem akuten Myokardinfarkt und 47.000 einer Herzinsuffizienz.

Das Leben nach einer Sepsis ist oft nicht mehr dasselbe wie vor der Erkrankung. In schweren Fällen werden äußere Gliedmaßen, wie Finger und Zehen, nicht mehr ausreichend mit Sauerstoff über den Blutkreislauf versorgt und müssen amputiert werden. In anderen Fällen, wie z. B. bei Infektionen, die zu einer Zerstörung des Bindegewebes führen, werden Hauttransplantationen durchgeführt. In diesen Fällen sind nicht nur der Patient, sondern auch das private wie das berufliche Umfeld betroffen. Patienten können zum Pflegefall werden oder nicht mehr ihre volle Leistung bei der Arbeit erbringen. Aber auch weniger schwerwiegende Fälle hinterlassen ihre Spuren. Viele Patienten beklagen, dass sie nie wieder ihre volle Leistungsfähigkeit erreicht haben oder dass sie unter ständigen Schmerzen und Schlafstörungen leiden. Es kommt zu Beeinträchtigungen des Immunsystems und es können Nervenschädigungen und Muskelschwächungen auftreten. Zudem leiden viele Patienten an Depressionen und Ängsten. All dies ist mit erheblichen Kosten verbunden. So schätzen Prof. Reinhart und sein Team, dass 2013 die stationäre und anschließende ambulante Versorgung von Sepsispatienten in Deutschland mit Kosten in Höhe von rund 7,7 Milliarden Euro verbunden waren.

8.4 Klinische Symptome einer Sepsis

Bei der Pathogenese einer Sepsis kommt der angeborenen Immunantwort eine besondere Rolle zu. Wie bereits beschrieben, wird sie bei einer Infektion aktiviert, um den Eindringling zu orten und sofort zu bekämpfen. Dazu wird eine Reihe von inflammatorischen Signalen ausgesendet. Bei einer eher harmlosen Infektion, beispielsweise durch eine Hautabschürfung verursacht, handelt es sich meist nur um moderate Entzündungsreaktionen. Es kommt zur Freisetzung von antimikrobiellen Peptiden, dabei werden weiße Blutkörperchen, also Neutrophile und Makrophagen, zur Infektionsstelle herangelockt.

Beide Zelltypen zirkulieren normalerweise in einem nicht aktivierten Zustand im Blutkreislauf. Wenn sie aber auf ein inflammatorisches Signal stoßen, das auf eine Infektion im angrenzenden Gewebe hindeutet, werden die Immunzellen aktiviert und setzen Substanzen frei, die das Blutgefäß an der entzündeten Stelle durchlässig machen. Dies wiederum erlaubt Neutrophilen und Makrophagen, den Blutkreislauf zu verlassen, um in das Gewebe und zur Infektionsstelle vorzudringen. Dort können sie dann die Bakterien phagozytieren oder sie durch Freisetzung von antibakteriellen Substanzen abtöten. Meist gelingt es so, sämtliche Eindringlinge zu eliminieren und den Körper vor einem Fortschreiten der Infektion zu schützen (◘ Abb. 8.4).

In einigen Fällen ist dies jedoch nicht von Erfolg gekrönt, insbesondere dann, wenn es Bakterien gelingt, in die Blutzirkulation einzudringen (◘ Abb. 8.5). Da sich nun die Keime im ganzen Körper verteilen können, werden nicht mehr lokale, sondern körperübergreifende Entzündungsreaktionen hervorgerufen. In der Medizin wird dies auch als eine systemische Reaktion auf eine Infektion bezeichnet. Die Folgen sind fatal, da das Immunsystem nun überreagiert.

◘ **Abb. 8.4** Austritt von Neutrophilen ins infizierte Gewebe

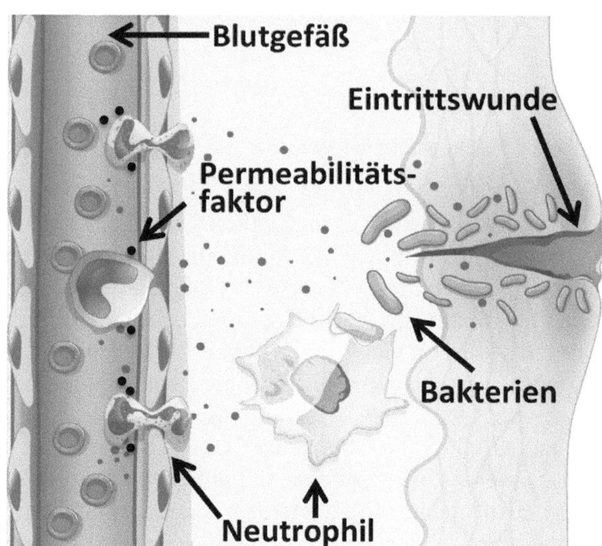

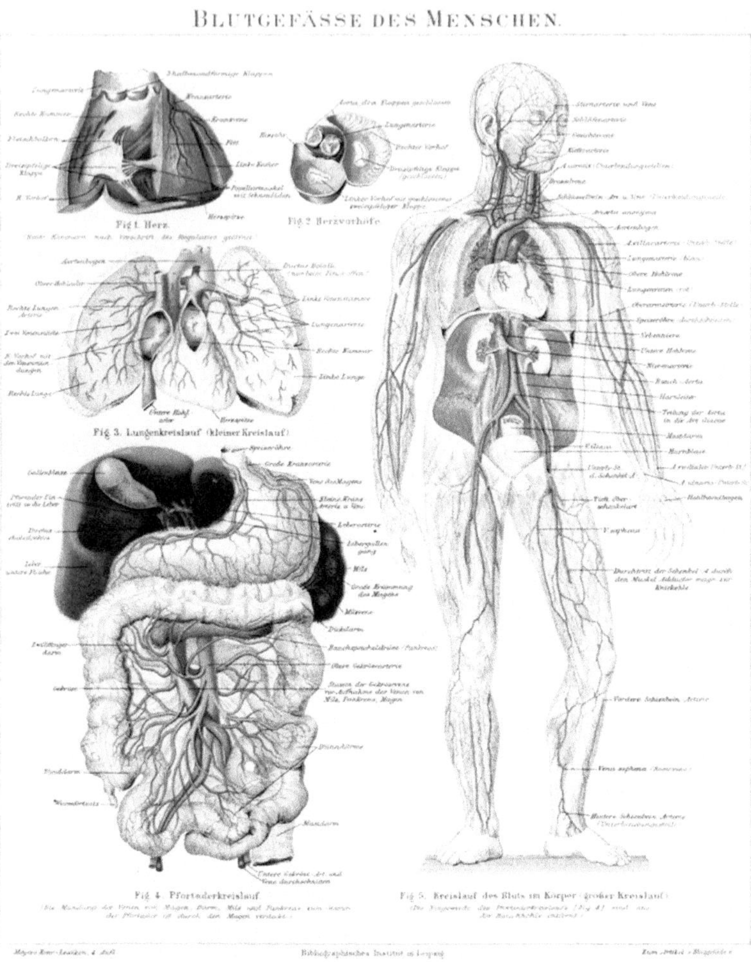

■ Abb. 8.5   Blutgefäße des Menschen

Zum Beispiel kann es im Blutkreislauf zu einer massiven Bakterien-induzierten Aktivierung von Immunzellen kommen. Diese wiederum können so hohe Mengen an Substanzen freisetzen, die nicht nur im gesamten Körper eine Erweiterung (Vasodilatation) der Blutgefäße bewirken, sondern sie auch durchlässiger (permeabel) machen. Letzteres führt zu einem Austritt von Blutbestandteilen in das Gewebe. Beide Komplikationen, Vasodilatation und erhöhte Permeabilität, verursachen einen massiven Abfall des Blutdrucks. Um dies zu kompensieren, versucht das Herz schneller zu pumpen, was zu stark erhöhten Herzfrequenzen (Herzrasen) führen kann. Wegen des niedrigen Blutdrucks werden insbesondere die äußeren Gliedmaßen wie Finger und Zehen nicht mehr ausreichend mit Sauerstoff versorgt. Die fehlende Durchblutung hat zur Folge, dass es zum Absterben der äußeren Extremitäten kommt. Oft kann dann nur noch durch Amputation verhindert werden, dass weiteres Gewebe irreversibel geschädigt wird.

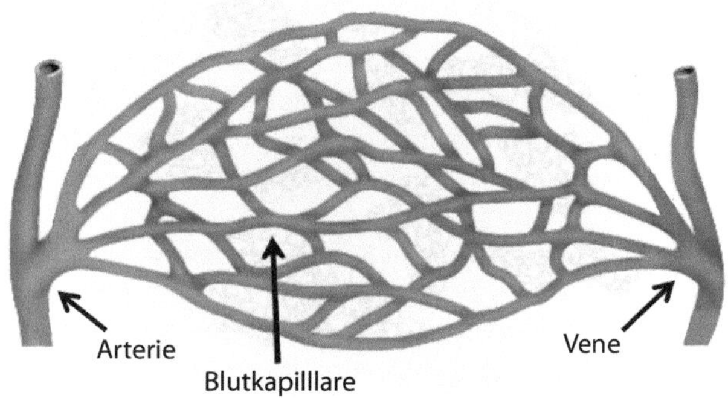

◘ Abb. 8.6 Verzweigung von Blutgefäßen

Neben Gewebeschädigungen kann es außerdem noch zu inneren Verletzungen kommen. Diese treten auf, weil Makrophagen nach ihrer Aktivierung die Oberflächenstruktur verändern können. Wenn dies wie bei einer Sepsis in den Blutgefäßen geschieht, kann die so entstandene Zelloberfläche mit Komponenten der Blutgerinnungskaskade interagieren. Dadurch kommt es zur Entstehung von sehr kleinen Blutgerinnseln, die in die Blutzirkulation entlassen werden. Normalerweise ist es Aufgabe von Blutgefäßen, Organe mit Sauerstoff zu versorgen. Damit ein optimaler Sauerstoffaustausch stattfinden kann, verzweigen sie sich, um in einem Organ ein flächendeckendes Netzwerk auszubilden. Bei diesem Prozess verkleinert sich sukzessiv der Durchmesser von den Blutgefäßen, bis er eine Größe von weniger als einem tausendstel Millimeter erreicht hat (◘ Abb. 8.6).

Die Blutgerinnsel, die bei einer Sepsis entstehen, haben jedoch einen Durchmesser, der zu groß für die verzweigten Blutgefäße ist. Der Versuch von Blutgerinnsel, sich durch die zu kleinen Gefäße zu zwängen, ist daher zum Scheitern verurteilt. Es kommt zu einem Verschluss der Blutgefäße. Je mehr Blutgerinnsel entstehen, desto weniger werden die Organe mit Sauerstoff versorgt. Ist eine kritische Sauerstoffknappheit erreicht, kann ein Organ seine Funktionsfähigkeit nicht mehr aufrecht erhalten und es schaltet sich ab. Mit dem Fortschreiten einer Sepsis kann so ein Organ nach dem anderen kollabieren. In der Medizin wird dies als Multiorganversagen bezeichnet. Oft müssen Patienten dann künstlich beatmet werden oder kommen an die Dialyse, um Lungen-, Herz- und Nierenfunktion zu stabilisieren.

Aufgrund der systemischen Aktivierung der Gerinnungskaskade und der daraus folgenden Entstehung von Blutgerinnseln werden im Verlauf einer Sepsis dem Blut kontinuierlich wichtige Gerinnungsfaktoren entzogen. In der medizinischen Fachsprache wird dieser Vorgang als Verbrauchskoagulopathie bezeichnet. Hinzu kommt, dass wegen der erhöhten Permeabilität ein Teil der verbliebenen Gerinnungsfaktoren zusammen mit Blutplättchen in das umgebende Gewebe eindringen. Beides zusammen bewirkt, dass die zurückgebliebenen Blutbestandteile keine Gerinnsel mehr bilden können. Wenn in diesem Stadium Sepsispatienten äußere oder innere Verletzungen erleiden, können die Wunden nicht mehr verschlossen werden. Es kommt zu Blutungen, die kaum noch gestoppt werden können. Oftmals stellt dies Ärzte dann vor ein unlösbares Problem, denn es besteht kaum Hoffnung, das Leben des Patienten zu retten.

Einige Bakterien, wie Streptokokken, können zudem das Gewebe angreifen und es großflächig abtöten. Umgangssprachlich spricht man von fleischfressenden Bakterien. Der medizinische Term ist nekrotisierende Fasziitis. Auch hier sind die medizinischen Behandlungsmethoden begrenzt. Meist wird das betroffene Gewebe entfernt und durch Hauttransplantationen wieder aufgebaut. Menschen mit einer schlechten Durchblutung, z. B. durch Rauchen verursacht, aber auch Diabetespatienten, sind besonders anfällig. Denn oft kann hier eine kleine Wunde ausreichen, um eine nekrotisierende Fasziitis auszulösen.

Aber auch das Gehirn kann betroffen werden. Normalerweise wird durch die Blut-Hirn-Schranke verhindert, dass Bestandteile aus den Blutgefäßen in das Gehirn eindringen. Wenn jedoch wie bei einer Sepsis die Permeabilität der Blutgefäße erhöht wird, können Bakterien wie Pneumokokken und Meningokokken die Blut-Hirn-Schranke überwinden und die Hirnhaut befallen. Besonders gefährdet sind Kinder und Jugendliche. Symptome einer Hirnhautentzündung, auch als bakterielle Meningitis bezeichnet, sind Fieber, Ateminsuffizienz und Bewusstseinsstörungen. Eine nicht behandelte bakterielle Meningitis ist mit einer hohen Sterblichkeitsrate verbunden. Daher müssen Patienten so schnell wie möglich mit Breitbandantibiotika behandelt werden. Aufgrund der Komplexität des Gehirns sind die medizinischen Optionen limitiert und beschränken sich auch in der Nachbehandlung meist nur auf den Einsatz von Antibiotika und Kortikosteroiden.

Behandlungsmethoden bei schweren Infektionskrankheiten

9.1 Internationale Leitlinien für das Management von schweren Infektionskrankheiten – 98

9.2 Aktuelle Behandlungsmethoden – 98

© Springer-Verlag GmbH Deutschland, ein Teil von Springer Nature 2019
H. Herwald, *Infektionskrankheiten*, https://doi.org/10.1007/978-3-662-58519-1_9

9.1 Internationale Leitlinien für das Management von schweren Infektionskrankheiten

Die *Surviving Sepsis Campaign* ist eine globale Initiative, die 2002 mit der Zielsetzung gegründet wurde, die Sterblichkeitsrate bei schweren Infektionskrankheiten weltweit zu verringern. Dazu werden in regelmäßigen Abständen von einem internationalen Leitlinienausschuss neue Vorschläge für Behandlungsmethoden herausgegeben. Die vierten und bislang letzten Richtlinien wurden 2016 publiziert und stehen im Einklang mit den Sepsis-3 Definitionen. Das 74 Seiten umfassende Dokument wurde von einem 55-köpfigen Expertenkomitee erstellt. Es enthält insgesamt 21 verschiedene Themengebiete und 93 Empfehlungen.

Die Vorschläge befassen sich u. a. mit der Anwendung von lebenserhaltenen Maßnahmen, diagnostischen Methoden, antimikrobiellen Behandlungsformen, der Regulierung des Blutdruckes und der Vergabe von Gerinnungshemmern. So wird z. B. empfohlen, wann Infusionen gegeben werden sollen, die den Blutdruckabfall regulieren, wie die Herz-Kreislauf-Funktion stabilisiert werden kann und in welcher Kombination ein Patient mit Antibiotika behandelt werden soll. Auch für Komplikationen wie Nierenschäden werden Behandlungsvorschläge gegeben und es werden Empfehlungen gemacht, wann ein Patient künstlich beatmet werden soll. Zudem enthält das Dokument Anregungen, wie Krankenhäuser ihre Sepsis-Screening-Programme verbessern und welche mikrobiologische Techniken sie verwenden können, um die bestmögliche Antibiotikabehandlung zu finden.

9.2 Aktuelle Behandlungsmethoden

Auch wenn diese Richtlinien nicht unumstritten sind, geben sie wichtige Anleitungen zum Vorgehen bei einem Sepsisverdacht. Schnelles Handeln ist extrem wichtig, da sich mit jeder Verzögerung die Chance verringert, das Leben eines Menschen zu retten. Meist müssen Patienten auf die Intensivstation verlegt werden, auf der sie prophylaktisch mit Breitbandantibiotika behandelt werden. Blutproben müssen für mikrobiologische Untersuchungen entnommen werden, um den ursächlichen Mikroorganismus ausfindig zu machen. Sobald das Resultat der Analysen vorhanden ist und man weiß, mit welchem Pathogen der Patient infiziert ist, kann gegebenenfalls ein anderes Antibiotikum mit einem besseren Wirkungsspektrum verabreicht werden.

Bei der Stabilisierung des Kreislaufs ist Eile geboten. Aufgrund der erhöhten Permeabilität und der erweiterten Blutgefäße kommt es zum Austritt von Blutplasma in das umgebene Gewebe. Damit der entstandene Blutdruckverlust kompensiert werden kann, werden Infusionen gegeben, um so den Flüssigkeitsverlust auszugleichen und den Blutdruck zu stabilisieren. In einigen Fällen können dies pro Tag bis zu 20 Liter sein. Falls diese Maßnahmen keinen Effekt haben und der Blutdruck weiter fällt, können Medikamente über die Infusionen verabreicht werden, die zu einer Verengung der Blutgefäße führen.

Ist die Anzahl der roten Blutkörperchen unterhalb einer kritischen Grenze, werden zusätzlich auch noch Bluttransfusionen notwendig. In einigen Fällen werden Patienten über Infusionen künstlich ernährt. Dies ist z. B. der Fall, wenn eine Person nicht mehr ansprechbar ist oder ins künstliche Koma versetzt wurde. Neben diesen lebensrettenden Maßnahmen müssen die Ärzte versuchen, den Infektionsherd ausfindig zu machen, um ihn durch Auswaschungen oder chirurgische Eingriffe zu entfernen.

Oft wird diese Suche erschwert, wenn sich im Blut keine Bakterien nachweisen lassen oder wenn man, auch unter Verwendung von modernen medizinischen Technologien wie der Computertomografie, den Infektionsherd nicht identifizieren kann. Falls keine dieser Maßnahmen wirksam ist und die Krankheit fortschreitet, kann es zu einem Multiorganversagen kommen. Patienten müssen dann künstlich beatmet oder wie beim Nierenversagen einer Hämodialyse unterzogen werden. Wegen der erhöhten Thrombosegefahr müssen zudem auch noch Prophylaxemaßnahmen durchgeführt werden.

Trotz dieser Maßnahmen erlagen 2015 mehr als 40 % aller Patienten mit einer schweren Sepsis oder einem septischen Schock in deutschen Krankenhäusern ihrer Krankheit. Ein Vergleich mit Ländern wie Australien, den USA und England, in denen die Sterblichkeitsrate zwischen 18 % und 32 % liegt, zeigt, dass es in Deutschland einen deutlichen Nachholbedarf gibt. Die deutsche Sepsis Stiftung forderte daher im November 2017 von der Bundessregierung die Einführung eines nationalen Sepsisplans. Mit diesem wäre es laut der Stiftung möglich, jährlich das Leben von 15.000 bis 20.000 Sepsispatienten zu retten.

Neue Konzepte zur Behandlung von Infektionserkrankungen

10.1   Präzisionsmedizin und personalisierte
Medizin – 102

10.2   Präzisionsmedizin und Sepsis – 105

© Springer-Verlag GmbH Deutschland, ein Teil von Springer Nature 2019
H. Herwald, *Infektionskrankheiten*, https://doi.org/10.1007/978-3-662-58519-1_10

10.1 Präzisionsmedizin und personalisierte Medizin

Am 20. Januar 2015 hielt der damalige amerikanische Präsident Barack Obama eine Rede im Weißen Haus, in der er ein neues Konzept vorstellte, dass er als *„Precision Medicine Initiative"* (deutsch: *„Präzisionsmedizin Initiative"*) bezeichnete. Um dieses Projekt in die Praxis umzusetzen, versprach er, 215 Millionen Dollar in die Forschung zu investieren. Ziel des Programms, ließ er verlauten, sei es, neue Therapien gegen Krankheiten wie Krebs oder Diabetes zu entwickeln. Bereits 1971 hatte sich der damalige Präsident Richard Nixon (1913–1994) ähnlich weit aus dem Fenster gelehnt, als er dem Krebs offiziell den Krieg erklärt hatte.

Auch wenn in den letzten 40 Jahren viel Geld in die Krebsforschung geflossen ist und beachtliche Erfolge in der Bekämpfung von Krebserkrankungen erzielt wurden, sind sie immer noch weltweit eine der häufigsten Todesursachen. Daher wird heute zu Recht angezweifelt, ob Nixons Krieg gewonnen wurde. Was aber ist anders und so vielversprechend an dem Präzisionsmedizinkonzept, das Barack Obama zu seiner Aussage bewogen hat?

Ein Grund ist sicherlich die Entschlüsselung des humanen Genoms. Mitte der 1980er-Jahre wurde die Entscheidung getroffen, das menschliche Genom komplett zu dechiffrieren. Bis zum offiziellen Startschuss, der 1990 gegeben wurde, mussten aber noch einige bürokratische Hürden genommen werden. Das Humane Genomprojekt (HUGO) unter der Leitung von Francis Collins wurde mit öffentlichen Mitteln gefördert. Mehr als 30 Laboratorien aus der gesamten Welt waren mit einbezogen. Als acht Jahre später nur ca. 3 % des Genoms entschlüsselt waren, stieg Craig Venter im Streit aus dem Konsortium aus. Er verkündete 1998, dass er mit seinem Unternehmen *Celera Corporation* das humane Genom in deutlich kürzerer Zeit entschlüsseln wolle. Dies könne er erreichen, da er modernere und weitaus effizientere Methoden einsetzen werde.

Es kam zu einem erbitternden Wettlauf, den keiner der beiden verfeindeten Parteien gewinnen konnte. Ein Grund für den Konflikt war zudem, dass Craig Venter plante, mehr als 6000 Patente anzumelden, um sich die Rechte für Gene, deren Funktionen noch nicht einmal bekannt waren, zu sichern. Ziel des HUGO-Projekts war es jedoch, die Daten allen zugänglich zu machen. Nur unter Vermittlung des amerikanischen Präsident Bill Clinton und des britischen Premiers Tony Blair, der per Video zugeschaltet wurde, konnte am 26. Juni 2000 im Weißen Haus eine Schlichtung erzielt werden.

Der Kompromiss sah vor, dass beide Parteien zeitgleich ihre Zwischenergebnisse veröffentlichen sollten. So publizierte im Februar 2001 das HUGO-Team seine Ergebnisse in der Zeitschrift *Nature*. Im selben Monat erschien in *Science* ein Artikel von Craig Venter und seinen Mitarbeitern, in dem sie ebenfalls über ihre Fortschritte berichteten. Es sollte aber noch zwei weitere Jahre dauern, bis 2003 die erste vollständige Sequenzierung eines humanen Genoms bekannt gegeben wurde.

Die Patentierung von Genen hat nicht nur eine juristische, sondern auch eine ethische Diskussion ins Leben gerufen. Bei Patenten handelt es sich in der Regel um Erfindungen. Es stellt sich somit die Frage, ob man ein Gen, das bereits existiert, erfinden kann. Der amerikanische Gerichtshof entschied 2012, dass dies nicht der Fall sei, und beschloss, dass das Patentieren von menschlichen Genen oder Gensequenzen nicht erlaubt werden dürfe. Hingegen sei es aber möglich, Patente für künstlich hergestelltes genetisches Material anzumelden.

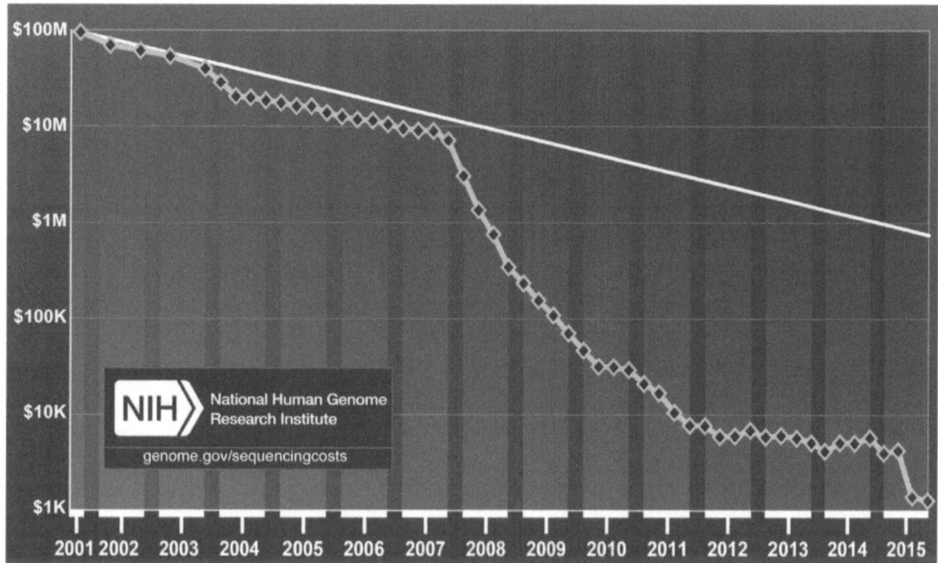

◘ Abb. 10.1   Entwicklung der Kosten für die komplette Entschlüsselung eines humanen Genoms (2001–2015)

In der europäischen Rechtsprechung fällt das Patentieren von menschlichen Genen unter die *Biopatentrichtlinie*, die aus dem Jahr 1998 stammt. Gemäß dieser Vorschrift ist es möglich, menschliche Gene dann zu patentieren, wenn die vorgeschriebenen Vorgaben erfüllt sind. Da es keine internationale Rechtsprechung gibt und die Globalisierung vor der Pharmaindustrie nicht halt macht, wäre hier eine international einheitliche gesetzliche Regelung dringend notwendig.

Seit 2003 hat sich die Biotechnologie rasend schnell entwickelt. So kann man das Genom eines Menschen heute innerhalb eines Tages für einen Preis von unter 500 amerikanischen Dollar entschlüsseln (◘ Abb. 10.1). Zudem haben sich die Speicher- und Rechenkapazitäten von Computern ebenfalls enorm verbessert. Dadurch ist es möglich geworden, die riesigen Datenmengen zu bewältigen und auszuwerten.

Dies alles hat nicht nur zu neuen wissenschaftlichen Denkansätzen geführt, sondern auch zu neuen Wissenschaftszweigen wie Bioinformatik und Systembiologie. In beiden Fällen handelt es sich um wissenschaftliche Disziplinen, bei denen nicht mehr im Labor geforscht wird, sondern am Computer Daten analysiert oder neue Modelle simuliert werden. Neben der Entschlüsselung des humanen Genoms, was auch als Genomik bezeichnet wird, wurden ähnliche Projekte durchgeführt, die sich zur Aufgabe machten, den gesamten Proteingehalt oder sämtliche Stoffwechselprozesse im Menschen zu untersuchen. Diese Projekte werden auch als Proteomik oder Metabolomik bezeichnet. Daneben gibt es aber noch Lipidomik, Transkriptomik, und Epigenomik, sodass heute viele von dem wissenschaftlichen „-omik" oder dem systembiologischen Zeitalter sprechen.

Das Präzisionsmedizinkonzept macht sich dies zunutze, da es mit den neuen Technologien in Zukunft möglich sein wird, Patienten gemäß ihrer systembiologischen Profile in unterschiedliche Gruppen einzuteilen. Dies kann sich insbesondere positiv auf die Arzneimittelforschung auswirken. Die Entwicklung von neuen Medikamenten ist ein aufwendiges und kostspieliges Unterfangen. Damit nach heutiger Rechtslage ein neues Arzneimitteln zugelassen werden kann, müssen klinische Studien durchgeführt werden. Darin muss nachgewiesen werden, dass man mit dem neuen Arzneimittel bessere Heilungserfolge erzielen kann als mit den auf dem Markt verfügbaren. Um dies nachzuweisen, wird das Medikament an hunderten manchmal sogar an mehreren tausend Patienten ausgetestet.

Die Durchführung von klinischen Studien unterliegt strengen Auflagen, da immer das Wohl des Patienten im Vordergrund zu stehen hat. So werden heute meist keine Studien mehr genehmigt, in denen ein Teil der Patienten nur mit einem Placebo behandelt wird, da hierbei eine bewusst herbeigeführte Verschlechterung des gesundheitlichen Zustandes in Kauf genommen wird. Aus ethischen Gründen wird dies nur noch in Ausnahmesituationen wie bei nicht mehr heilbaren Krebserkrankungen genehmigt. Patienten erhalten daher dieselbe medikamentöse Behandlung, die auch sonst üblicherweise verabreicht wird.

Nach Einteilung in unterschiedliche Gruppen erhält ein Teil der Patienten zusätzlich das neue Medikament, während eine andere Gruppe mit einem Konkurrenzprodukt oder einem Placebo behandelt wird. Oft erhält ein Medikament nur dann die Zulassung von den Gesundheitsbehörden, wenn sich bei der Mehrzahl der Patienten ein zusätzlicher Heilungserfolg einstellt. Dieser muss jedoch größer sein als der des Konkurrenzproduktes oder Placebos. Für die Zulassung wird daher ein Vergleich der unterschlichen Patientengruppen zugrunde gelegt.

Das Präzisionsmedizinkonzept hat jedoch eine andere Vorgehensweise. Es konzentriert sich hauptsächlich auf die Patienten, bei denen das neue Medikament verabreicht wurde. Wenn beispielsweise in dieser Gruppe nur bei 5 % der Patienten eine deutliche Verbesserung nachgewiesen wird, werden diese Patienten in einer Untergruppe zusammengefasst und gesondert untersucht. Ziel ist es herauszufinden, wie und warum sie sich vom Rest der behandelten Patienten unterscheiden. Diese Vorgehensweise geht daher von einem anderen Ansatzpunkt aus. Es wird nicht mehr untersucht, wie ein Medikament auf Patienten wirkt, sondern wie eine Gruppe von Patienten auf das Medikament reagiert. Um diesen Ansatz in die Praxis umsetzen zu können, werden die neuen systembiologischen Technologien sowie modernere und effizientere bioinformatische Algorithmen von großer Bedeutung sein.

Stellt sich heraus, dass es in der erfolgreich behandelten Untergruppe gemeinsame Merkmale gibt, sei es genetisch, auf Proteinniveau oder auf anderer Ebene, ist es möglich, ein entsprechendes Profil zu erstellen. Der präzisionsmedizinische Ansatz funktioniert aber nur dann, wenn diagnostische Methoden vorhanden sind, um die Patienten einer speziellen Untergruppe zu identifizieren. Daher kann nur die Kombination von Diagnostik und präzisionsmedizinischer Behandlung zum Erfolg führen.

Ist Präzisionsmedizin die Musik von morgen, so geht die personalisierte Medizin einen Schritt weiter. Anstatt sich auf eine Gruppe von Patienten zu konzentrieren, steht bei der personalisierten Medizin der einzelne Patient im Vordergrund. Dazu ist es aber notwendig, dass nicht nur systembiologische Daten von jedem Menschen vorhanden und für Ärzte zugänglich sind, sondern auch die Resultate von Behandlungsmethoden. Wenn beispielsweise dieselbe genetische Disposition zwei unterschiedliche Krankheiten auslöst, ist es möglich, dass beide Symptome durch dasselbe Medikament behandelt werden können.

Mit der Einführung der personalisierten Medizin wird ein Arzt die Möglichkeit haben, ein systembiologisches Profil seines Patienten mit einer Patientendatenbank abzugleichen. Je größer die Datenbank ist, desto wahrscheinlicher ist es, Patienten mit einem ähnlichen oder sogar identischen systembiologischen Muster zu identifizieren. Die zusätzlichen Angaben über die Krankheiten und eventuell erfolgreiche medikamentöse Behandlungen können dann dem Arzt hilfreich sein, eine geeignete Therapie für seinen Patienten zu entwickeln. Dabei kann es zum Einsatz von Medikamenten kommen, die eigentlich zur Behandlung von anderen Krankheiten entwickelt wurden. Wie bei der Präzisionsmedizin ist auch hier ein Umdenken erforderlich, da ein Arzt nicht mehr nachschlägt, welches Medikament bei einer bestimmten Krankheit verwendet werden soll. Vielmehr geht man vom Patienten aus und erforscht, welches Arzneimittel seinem persönlichen Profil am besten entspricht.

Dieses Konzept birgt natürlich auch Gefahren in sich. Jeder Datenschützer würde zu Recht Sturm laufen, wenn die systembiologischen Daten einer ganzen Bevölkerung in öffentlichen Datenbanken gespeichert würden. Schon heute gibt es Diskussionen, wie man mit genetischen Informationen umgehen soll. Es fängt schon bei der Geburt an, da ein genetisches Profil Angaben über potenzielle Krankheiten geben kann. Was bedeutet es für einen Menschen, wenn er weiß, dass er mit hoher Wahrscheinlichkeit an einer bestimmten Krankheit leiden wird? Kann dies für einen Arbeitgeber bei der Einstellung von Bedeutung sein? Muss man eine systembiologische Bescheinigung vorlegen, wenn man die Krankenkasse wechseln will? Wird man auf Dating-Seiten demnächst auch ein systembiologisches Profil erstellen?

Diese auf uns zukommenden Problematiken sind nur schwer lösbar. Sicher ist aber, dass es mit dem Tempo der heutigen biotechnologischen Entwicklung nur noch eine Frage der Zeit ist, bis ein transparentes Menschenbild Realität wird. Es ist daher jetzt schon Aufgabe unserer Gesellschaft, vorausdenkend zu handeln und sowohl gesetzliche als auch ethische Grundlagen zu schaffen, die uns auf die kommenden Entwicklungen vorbereiten.

10.2 Präzisionsmedizin und Sepsis

Aus präzisionsmedizinischer Sicht muss für jedes Krankheitsbild ein spezielles Heilungskonzept entwickelt werden. Zum Beispiel werden für die Entstehung von Krebserkrankungen in erster Linie genetische Veränderungen verantwortlich gemacht. Deshalb finden bei der Entwicklung neuer Krebstherapien insbesondere genomische (Untersuchung des Genoms), transkriptomische (Untersuchung aller von einer Zelle hergestellten RNS-Moleküle), pharmakogenomische (Untersuchung der Wirkung von Medikamenten auf das Genom) oder epigenomische (Untersuchung der Regulierung von Genen) Ansätze eine große Beachtung. Ziel ist es u. a., mit diesen Methoden Gene zu identifizieren, die als Biomarker dienen können.

In der Krebstherapie, wie auch bei der Behandlung von vielen anderen Krankheiten, spielen Biomarker mittlerweile eine wichtige Rolle. Sie können aufgrund ihrer Funktion in drei Gruppen eingeteilt werden. Diagnostische Biomarker geben darüber Auskunft, an welcher Krankheit ein Patient erkrankt ist. Mit Hilfe von prädikativen Biomarkern können Voraussagen gemacht werden, ob ein Patient auf eine Behandlung ansprechen wird, wohingegen prognostische Biomarker verwendet werden, um Aussagen über den Krankheitsverlauf machen zu können. Für die Präzisionsmedizin sind prädikative Biomarker von besonderer Bedeutung, da mit ihnen die richtige Patientengruppe für die bestmögliche medizinische Behandlung ermittelt werden kann.

Für die Auswahl eines optimalen prädikativen Biomarkers müssen die charakteristischen Merkmale der Krankheit berücksichtigt werden. Wie bereits beschrieben, zeichnet sich eine Sepsis dadurch aus, dass sie systemische Entzündungsreaktionen hervorruft. Diese können so massiv sein, dass sie zum Tode des Patienten führen. Ende der 1990er-Jahre wurden mehrere klinische Sepsisstudien mit entzündungshemmenden Medikamenten durchgeführt. Keine dieser Studien war jedoch erfolgreich. Die entstandenen Kosten waren so immens, dass einige Firmen in Konkurs gingen und sich die Pharmaindustrie fast vollständig aus der Sepsisforschung zurückzog.

Post-hoc Analysen, auch als Signifikantstests bezeichnet, die mehr als 20 Jahre später mit den Daten aus den klinischen Sepsisstudien durchgeführt wurden, belegen, dass die Behandlung mit anitiinflammatorischen Medikamenten in einigen Patientengruppen durchaus erfolgreich war. Um zu verstehen, warum nicht allen Patienten geholfen werden konnte, bedarf es nicht nur einer präzisionsmedizinischen Analyse, sondern auch einem besseren Verständnis der Regulierung von entzündlichen und entzündungshemmenden Reaktionen bei Infektionskrankheiten.

Ein gesunder Mensch, der mit harmlosen Bakterien infiziert ist, kann diese mit Hilfe des angeborenen Immunsystems erfolgreich bekämpfen. Dazu laufen im Körper mehrere Prozesse in genau abgestimmter Folge ab. Sobald das menschliche Abwehrsystem ein eingedrungenes Pathogen aufgespürt hat, wird eine Reihe von inflammatorischen Signalen ausgesendet. Diese sind notwendig, da sie insbesondere dem angeborenen Immunsystem anzeigen, wo und wann die Bekämpfung der Infektion beginnen soll.

Damit ein entzündlicher Vorgang nicht überhand nimmt, werden neben inflammatorischen auch antiinflammatorische Signale freigesetzt. Häufig geschieht dies, wenn abzusehen ist, dass das Immunsystem die Infektion erfolgreich bekämpft hat und keine weitere Hilfe mehr benötigt wird. Entzündungshemmende Signale haben zwei Funktionen. Zum einem bewirken sie, dass die Intensität eines inflammatorischen Signals wieder abnimmt und es so nicht pathologisch wird. Zum anderen zeigt es dem Körper an, dass die Infektion bekämpft wurde und nun der Wundheilungsprozess eingeleitet werden kann.

Bei einer oberflächlichen Infektion beginnt sich z. B. die beschädigte Haut zu regenerieren oder Schwellungen lassen nach. Damit dieses Zusammenspiel funktionieren kann, senden inflammatorische Botenstoffe Signale aus, die zur Aktivierung von antiinflammatorischen Reaktionen führen. Erst nach Abschluss des Wundheilungsprozesses ist auch die Arbeit der antiinflammatorischen Substanzen erledigt und ihre Konzentrationen sinken wieder auf ein normales Niveau.

Die Intensität von inflammatorischen und antiinflammatorischen Reaktionen darf einen bestimmten Wert nicht überschreiten, weil ansonsten pathologische Komplikationen entstehen könnten. Dies ist zum Bespiel der Fall, wenn, wie bei einer Sepsis, Bakterien in die Blutzirkulation gelangen. Bei gesunden Menschen kann dann das Ausmaß von inflammatorischen Reaktionen zu massiven gesundheitlichen Beeinträchtigungen führen. In der Medizin wird dies auch als ein hyperimmuner Zustand bezeichnet. Da hyperimmune Reaktionen rasend schnell induziert werden können, hat der Körper

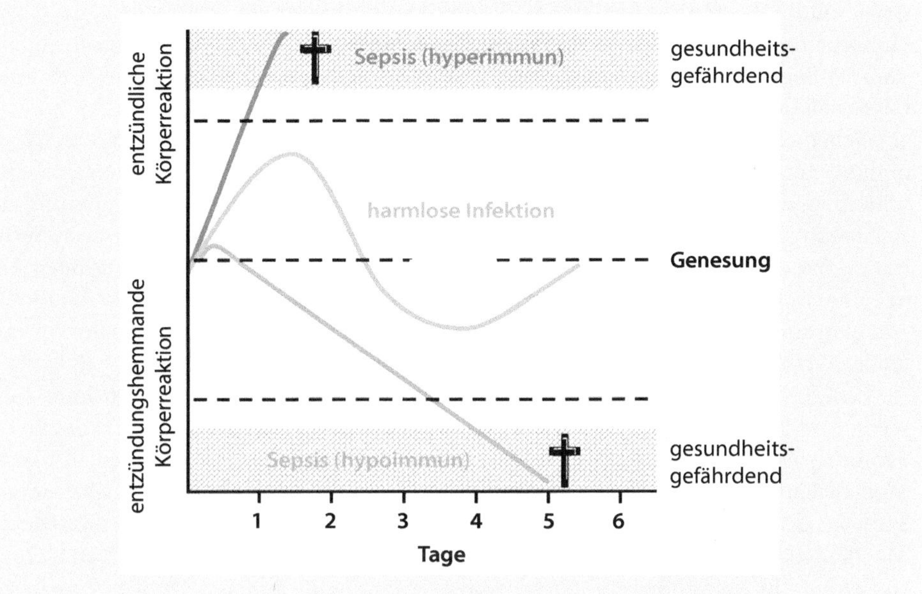

▣ Abb. 10.2 Hyperimmune und hypoimmune Abwehrreaktionen des Körpers

manchmal keine Zeit mehr, antiinflammatorische Gegenmaßnahmen einzuleiten. Als Folge breiten sich dann entzündliche Vorgänge ungebremst aus, die nicht mehr kompensiert werden können. Diese Vorgänge sind oft lebensbedrohlich und hier kann eine Behandlung mit antiinflammatorischen Medikamenten Leben retten.

Um das Versagen von antiinflammatorischen Medikamenten in den klinischen Studien zu verstehen, muss man jedoch den Gesundheitszustand von jedem einzelnen Patienten gesondert untersuchen. Solange das Immunsystem intakt ist, kann es adäquat auf eine harmlose Infektion reagieren. Jedoch gibt es viele Menschen, deren Immunsystem durch chronische Beschwerden und Krankheiten wie Krebs erheblich geschwächt ist (▣ Abb. 10.2).

Dieser Zustand wird auch als hypoimmun bezeichnet. Bei Patienten mit einem hypoimmunen Immunsystem kann das inflammatorische Signal so schwach sein, dass es nicht einmal ausreichen würde, um eine harmlose Infektion zu bekämpfen, geschweige denn eine Sepsis. Aufgrund der geringen inflammatorischen Reaktionen, wird nicht nur das angeborene Immunsystem unzureichend aktiviert, sondern es werden auch antiinflammatorische Reaktionen zu früh initiiert. Dadurch kann es zu antiinflammatorischen Überreaktionen kommen, die ebenfalls tödlich für einen Patienten sein können. Die medikamentöse Behandlung von immungeschwächten Patienten mit antiinflammatorischen Substanzen, würde dann die Überlebenschancen eher weiter verschlechtern als verbessern.

So erklärt es sich auch, dass in einigen klinischen Sepsisstudien die Sterblichkeitsrate in der Placebogruppe geringer war als die in der Gruppe, die mit dem zu testenden Medikament behandelt wurde. Anstatt immungeschwächte Patienten mit antiinflammatorischen Medikamenten zu behandeln, wäre es möglicherweise sinnvoller gewesen,

Arzneimittel zu verabreichen, die das Immunsystem ankurbeln. Inzwischen gibt es präklinische Untersuchungen und Studien mit einer geringen Anzahl von immunsupprimierten Sepsispatienten, in denen mit immunstimulierenden Behandlungen erste erfolgreiche Ergebnisse erzielt werden konnten.

Neben inflammatorischen Reaktionen führen auch massive Störungen des Gerinnungssystems zu lebensbedrohlichen Komplikationen. Dabei kommt es, wie bereits beschrieben, zuerst zu einer systemischen Aktivierung der Gerinnungskaskade und der Entstehung von Mikrogerinnseln. Dies führt dann zu einem Verbrauch von Gerinnungsfaktoren und zu einem erhöhten Risiko von nicht mehr stillbaren Blutungen. Um bei einer Sepsis die Aktivierung der Blutgerinnung zu unterbinden, wurde eine Reihe von Gerinnungshemmern in klinischen Studien getestet. Bis auf eine Ausnahme konnten auch hier keine positiven Ergebnisse erzielt werden.

Lediglich Drotrecogin alfa, auch als Xigris bekannt, wurde 2001 von den amerikanischen und 2002 von den europäischen Gesundheitsbehörden als Medikament zur Behandlung einer schweren Sepsis oder eines septischen Schocks zugelassen. Klinische Studien hatten zuvor gezeigt, dass durch Drotrecogin alfa die Sterblichkeitsrate von 34 % auf 28 % gesenkt werden konnte. Wegen der starken Nebenwirkungen durfte das Medikament nicht an Kindern oder Patienten mit Blutungsstörungen gegeben werden. Außerdem durfte es nur verabreicht werden, wenn keine anderen Optionen mehr zur Verfügung standen, um das Leben des Patienten zu retten.

Wie auch bei anderen Medikamenten üblich, wurden nach Zulassung von Drotrecogin alfa sogenannte *post*-marketing-Studien durchgeführt. Hierbei handelt es sich um Untersuchungen, die nach der Zulassung eines neuen Medikamentes durchgeführt werden müssen. Mit ihnen soll gezeigt werden, dass die Ergebnisse aus den klinischen Studien auch in der alltäglichen Krankenhauspraxis erzielt werden können. Nachdem keine dieser Untersuchungen die positiven Ergebnisse der klinischen Studien reproduzieren konnte, entschloss sich *Eli* Lilly and Company 2011, Drotrecogin alfa weltweit vom Markt zu nehmen. Dieser Schritt war sehr umstritten und noch heute diskutieren führende Wissenschaftler und Ärzte, ob diese Entscheidung von *Eli* Lilly and Company verfrüht war. Wie auch bei den klinischen Studien mit antiinflammatorischen Medikamenten gibt es Hinweise, dass die Behandlung mit Drotrecogin alfa die Überlebenschancen für bestimmte Patientengruppen verbessern kann.

Im Vergleich zu Krebstherapien steht die Untersuchung des menschlichen Genoms hinsichtlich Sepsisprädispositionen noch in den Kinderschuhen. Zwar findet man in der aktuellen Literatur erste Hinweise, dass sich Forscher mit diesem Thema auseinandersetzen, es wird aber sicherlich noch etliche Jahre dauern, bis erste brauchbare Ergebnisse vorhanden sind. Aus präzisionsmedizinischer Sicht kann neben einem genomischen Ansatz auch die Entwicklung von diagnostischen Biomarkern zu einem erfolgversprechenden Konzept führen. Dazu ist die Hilfe neuer biotechnologischer Methoden nötig, die eine schnelle und präzise Aussage über das Ausmaß von inflammatorischen oder antiinflammatorischen Reaktionen bei Sepsispatienten geben können. Mit diesen Informationen wäre es dann möglich, Patienten mit einer speziell erstellten und optimalen Therapie zu behandeln.

Ähnliches gilt auch für Gerinnungsstörungen. Die Entwicklung von Technologien, mit denen Biomarker quantitativ im Körper nachgewiesen werden können, schreitet augenblicklich rasend schnell voran. Daher erscheint es nur eine Frage der Zeit, bis neue Nachweismethoden in die Sepsisdiagnostik implementiert werden können. Eine schnelle prädikative Diagnose ist extrem wichtig, da mit jeder Stunde einer unterlassenen Behandlung die Überlebenschancen bei Sepsispatienten bis zu 8 % sinken können. Deshalb erscheint es umso wichtiger, dass in zukünftigen Sepsisdefinitionen auf diagnostische Biomarker Bezug genommen wird und sie präzisionsmedizinische Richtlinien enthalten. Durch beides kann die Chance erhöht werden, dass Ärzte für jeden einzelnen Patienten eine individuelle und hoffentlich lebensrettende Behandlungsmethode erstellen können.

Die Entwicklung neuer Medikamente zur Behandlung von schweren Infektionskrankheiten

11.1   Zivilcourage und Gesundheitsbehörden – 112

11.2   Wissenswertes über die Entwicklung und Vermarktung von Arzneimitteln – 113

11.3   Der Patient als Wirtschaftsfaktor – 116

© Springer-Verlag GmbH Deutschland, ein Teil von Springer Nature 2019
H. Herwald, *Infektionskrankheiten*, https://doi.org/10.1007/978-3-662-58519-1_11

11.1 Zivilcourage und Gesundheitsbehörden

Um zu verstehen, warum die Pharmaindustrie ihr Interesse an der Entwicklung von neuen antimikrobiellen Arzneimitteln verloren hat, lohnt es sich, einen Blick auf den Entwicklungsprozess von Medikamenten zu werfen. Dies ist ein langwieriger und komplexer Vorgang. So kann es mehr als 15 Jahre dauern, bis aus einer Idee ein Arzneimittel mit amtlicher Zulassung wird. Dabei können Entwicklungskosten in einer Größenordnung bis zu 5 Milliarden Euro entstehen. Ein Grund für diese hohen Ausgaben sind die enormen behördlichen Bestimmungen und Prüfungen, die der Pharmaindustrie auferlegt sind.

In kaum einer anderen Branche werden ähnlich strenge Maßstäbe erhoben und entsprechende Kontrollen durchgeführt. Mitverantwortlich für diesen immensen regulativen Aufwand ist die Hartnäckigkeit der kanadisch-amerikanischen Pharmakologin und Ärztin Frances Oldham Kelsey (1914–2015). Anfang der 1960er-Jahre erhielt sie eine Anstellung an der amerikanischen Gesundheitsbehörde (FDA).

Eine ihrer ersten Aufgaben war die Überprüfung des Medikamentes Thalidomid, das unter dem Handelsnamen Kevadon in den amerikanischen Markt eingeführt werden sollte. Obwohl Thalidomid bereits in Kanada und in mehr als 20 europäischen und afrikanischen Ländern zugelassen worden war, verweigerte Frances Oldham Kelsey die Zulassung und verlangte, dass weitere Tests durchgeführt werden müssten. Auch als der Hersteller, die Grünenthal GmbH mit Sitz in Aachen, den Druck auf die FDA erhöhte, blieb sie standhaft.

Thalidomid, das in Deutschland unter dem Namen Contergan vertrieben wurde, ist ein Schlaf- und Beruhigungsmittels, das auch gegen die morgendliche Übelkeit in der frühen Schwangerschaftsphase eingesetzt wurde. Hätte man von den damaligen deutschen Behörden ähnliche Tests angefordert, wäre Deutschland einer der schlimmsten Arzneimittelskandale erspart geblieben. Ende der 1950er-Jahre häufte sich in Deutschland die Anzahl von Neugeborenen mit Fehlbildungen. Bis 1962 erhöhte sich ihre Zahl auf über 5000 Kinder. Viele von ihnen, ca. 40 %, starben sofort nach der Geburt. Es gab die wildesten Spekulationen, wie es dazu kommen konnte. Unter anderem machte man auch Atomtests für sie verantwortlich.

Ein Zusammenhang mit der Einnahme von Contergan wurde aber erst Ende 1961 herausgefunden. Zahlreiche Gerichtsprozesse folgten, die 1970 in einer außergerichtlichen Einigung über eine Entschädigung in Höhe von 100 Millionen Deutsche Mark endeten. Dieser Betrag wurde zur Gründung einer Contergan Stiftung verwendet. Aus heutiger Sicht erscheint dieser Betrag nicht sehr hoch, da Pharmaunternehmen inzwischen Strafen in Milliardenhöhe für weit weniger tragische Delikte wie Verfahrensfehler oder unerlaubtes Marketing zahlen müssen.

Für ihren Einsatz wurde Frances Oldham Kelsey 1960 der Orden für Zivilcourage (*Distinguished Federal Civilian Service*) von dem damaligen US Präsidenten John F. Kennedy verliehen (◼ Abb. 11.1). Diese Ehre wurde zuvor nur einer einzigen anderen amerikanischen Frau gewährt.

Nachdem den US Behörden klar geworden war, dass sie nur knapp einer nationalen Katastrophe entgangen waren, beschloss der Senat, strengere Auflagen für die Zulassung von Arzneimitteln einzuführen. Heute ist die FDA weltweit eine der größten und wichtigsten Behörden, die sich um die Zulassungen von neuen Medikamenten kümmert. In Anbetracht der Tatsache, dass 2010 mehr als 14.000 Menschen für die FDA

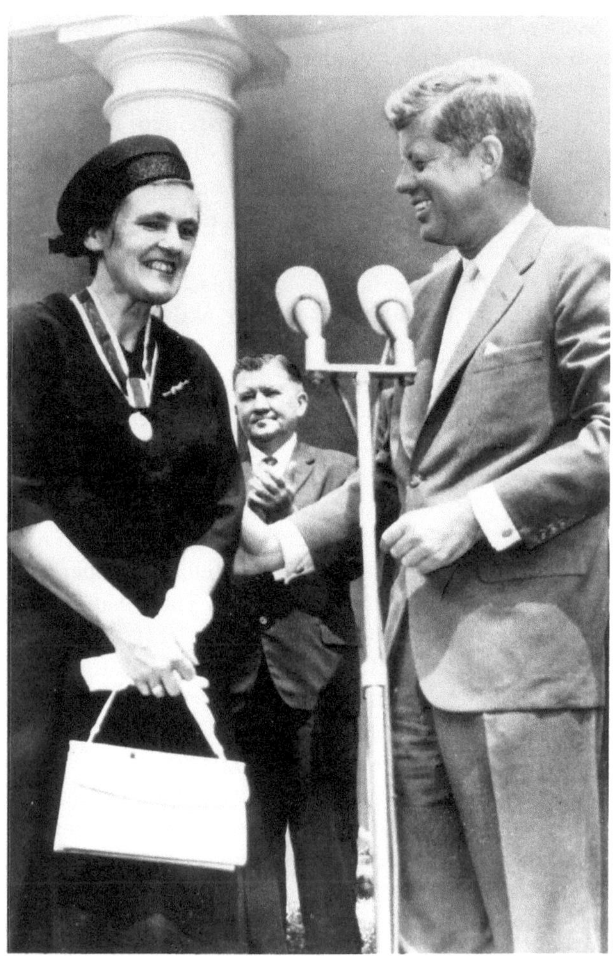

Abb. 11.1 Vergabe des Ordens für Zivilcourage an Frances Oldham Kelsey (1960)

arbeiteten, ist es heute kaum mehr vorstellbar, dass sich Frances Oldham Kelsey in den 1960er-Jahren ihren Arbeitsplatz mit zehn Kollegen teilte, von denen nur 6 Vollzeitbeschäftigte waren. In den sich anschließenden 50 Jahren sollte nicht nur der Einfluss der Gesundheitsbehörden in den USA wachsen, sondern auch der in den meisten anderen Ländern. Als Folge wurden im Laufe der Zeit immer mehr verschärfte Auflagen und internationale Standards eingeführt, die dazu beitrugen, dass die Medikamentenherstellung stetig besser und sicherer wurde.

11.2 Wissenswertes über die Entwicklung und Vermarktung von Arzneimitteln

Jedes Medikament besteht aus mehreren Komponenten, von denen der Wirkstoff des Arzneimittels der wichtigste ist. Dieser wird auch als aktive Substanz bezeichnet. Je nachdem, wie ein Medikament verabreicht wird, als Tablette, Spray, Salbe oder Infusion, werden Inhaltshaltstoffe verwendet, die eine entsprechende Applikation gestatten. Bevor ein Medikament in klinischen Studien getestet werden kann, muss eine Reihe sogenannter präklinischer Untersuchungen durchgeführt werden. Meist handelt es sich hierbei um experimentelle Versuchsreihen, mit denen die Wirkung der aktiven Substanz im Menschen simuliert wird. Toxikologiestudien geben beispielsweise darüber Auskunft, ab welcher Konzentration eine aktive Substanz nicht mehr verträglich ist.

Mittels Zellkulturexperimenten oder Versuchen mit Bakterien wird ermittelt, welche Nebenwirkungen der Wirkstoff verursacht oder ob er krebserregend ist. Um die optimale Dosierung für spätere klinische Studien zu ermitteln, werden Tests mit unterschiedlichen Konzentrationen der aktiven Substanz durchgeführt. Außerdem muss nachgewiesen werden, wie lange der Wirkstoff im Körper verweilt, in welcher Form er ausgeschieden wird, ob er im Körper seine Wirkung beibehält, zersetzt wird oder giftige Stoffe freisetzt. Da sich bei Lagerung gesundheitsschädliche Abbauprodukte bilden können, wird untersucht, wie lange eine aktive Substanz unter kalten, warmen, feuchten oder trockenen Bedingungen stabil ist.

Diese Beispiele repräsentieren nur einen kleinen Teil der Untersuchungen, die aufgrund von gesetzlichen Vorgaben erbracht werden müssen. Viele dieser Analysen werden im Reagenzglas oder mittels Zellkulturexperimente durchgeführt. Jedoch lassen sich, auch wegen der regulatorischen Vorschriften der Gesundheitsbehörden, Versuche mit Tieren nicht vermeiden. Für jeden Tierversuch muss ein Antrag gestellt werden, der von einer örtlichen Ethikkommission geprüft und genehmigt werden muss.

Nur die wenigsten Wirkstoffe, die getestet werden, erfüllen alle Voraussetzungen für weitergehende klinische Studien. So müssen durchschnittlich 1500 Substanzen getestet werden, um einen geeigneten Wirkstoff zu entwickeln. Um diesen in klinischen Studien einzusetzen, bedarf es der Genehmigung der Gesundheitsbehörden. Für die Zulassung müssen alle präklinischen Untersuchungen akribisch und entsprechend der gesetzlichen Vorgaben dokumentiert werden. Erst nach Begutachtung dieser Dokumente wird dann von den Behörden entschieden, ob der Wirkstoff die Zulassung bekommt. Sowohl die Entwicklung als auch die Genehmigungsverfahren sind zeitaufwendig. Daher kann es bis zu drei Jahre dauern, bevor eine präklinische Studie abgeschlossen ist und eine Genehmigung erteilt wird, um die ersten klinischen Tests durchzuführen.

Klinische Studien werden in 4 Phasen unterteilt. In der ersten Phase wird das Medikament gesunden Probanden verabreicht. Mit diesen Tests soll festgestellt werden, ob Nebenwirkungen auftreten können und inwieweit sich auch andere Daten mit denen der präklinischen Untersuchungen decken. Es werden beispielsweise die Verweildauer des Medikamentes im Körper bestimmt und die entstandenen Abbauprodukte analysiert.

In der nächsten Phase wird dann das Medikament an einer kleinen Patientengruppe getestet. Je nach Applikation kann es sich dabei zwischen 50 und 200 Patienten handeln. Mit dieser Studie soll herausgefunden werden, ob der erwünschte therapeutische Effekt erzielt werden kann. Außerdem werden weitere Messungen bzgl. Dosierung und Nebenwirkungen vorgenommen. Nur wenn auch die Ergebnisse dieser Studie positiv sind, darf eine klinische Phase-3-Studie durchgeführt werden. An dieser können 200 aber auch bis 10.000 Patienten teilnehmen.

Oft werden klinische Studien an mehreren Krankenhäusern durchgeführt. Soll ein Medikament weltweit zum Einsatz kommen, ist es ratsam die Standorte der

Krankenhäusern und Prüfzentren auf verschiedene Kontinente strategisch geschickt zu platzieren. Dient eine Phase-2-Studie der Bestätigung des Behandlungskonzeptes, muss in einer Phase-3-Studie nachgewiesen werden, dass das Medikament eine statisch signifikante Verbesserung herbeigeführt hat. Erst wenn diese Daten vorhanden sind und von den Behörden eingehend geprüft wurden, kann eine Zulassung erfolgen und das Medikament darf kommerziell vertrieben werden. Für eine klinische Phase-3-Studie werden die zu untersuchenden Patientengruppen genau definiert. Wenn ein Patient die Auswahlkriterien nicht erfüllt, wird er von der Studie ausgeschlossen.

Diese Art der Untersuchung findet jedoch in der klinischen Routine aus ethischen und zeitlichen Gründen nicht statt. Daher kann eine Patientengruppe, die mit einem Medikament nach dessen Zulassung behandelt wird, heterogener sein als die der klinischen Phase-3-Studie. Dies wiederum kann sich auf die Signifikanz des Heilungserfolges auswirken. Um hierüber Aufschluss zu erhalten, wurde die klinische Phase-4-Studie, auch als *post*-marketing-Studie bezeichnet, eingeführt.

Wie der Name vermuten lässt, wird diese Studie nach Zulassung des Medikamentes durchgeführt. Dabei werden die Informationen von mindestens 1000 in manchen Fällen sogar von Millionen Patienten gesammelt und ausgewertet. Die Analyse dieser Daten gibt nicht nur Auskunft, ob ein Medikament sich unter normalen Routinebedingungen bewährt, sondern man erhält auch Informationen über selten auftretende Nebenwirkungen. Eine klinische Phase-4-Studie ist auch deshalb notwendig, da sich nicht immer positive Ergebnisse aus der vorausgegangenen klinischen Phase-3-Studie reproduzieren lassen. Wie bereits erwähnt ist Drotrecogin alfa ein Beispiel, das aufgrund einer *post*-marketing-Studie vom Markt genommen wurde.

Jede der vier klinischen Studien muss einer ethischen Überprüfung unterzogen werden. Um eine klinische Studie durchführen zu können, muss zudem jeder Patient sein Einverständnis zur Teilnahme schriftlich erklärt haben. In einigen Fällen kann eine Genehmigung auch von den Erziehungsberechtigten oder, wenn eine Patientenverfügung vorliegt, von den Angehörigen erteilt werden.

Die Durchführung der ersten drei Phasen einer klinischen Studie kann 6 bis 7 Jahre dauern. Zwei weitere Jahre werden in der Regel veranschlagt, bis eine Genehmigung von den Gesundheitsbörden erfolgt. Die Kosten hierzu können bis zu 5 Milliarden Euro betragen. Dabei sind noch nicht einmal die Ausgaben für Medikamente eingerechnet, die nach einer klinischen Phase-3-Studie keine Zulassung bekommen haben. Nur etwa jedes achte Arzneimittel schafft es, nach einer klinischen Phase-3-Studie den internen und behördlichen Begutachtungen standzuhalten. Die häufigsten Gründe, das Medikament nicht zu vermarkten, sind das Ausbleiben eines signifikanten Heilungseffekts und das Risiko von gesundheitlichen Schädigungen.

Um ein Medikament kommerziell zu vertreiben, müssen zudem noch Verhandlungen mit den Vertretern von nationalen Krankenversicherungsorganisationen geführt werden. Für Europa ist dies sehr aufwändig, da jedes Land seine eigenen Regeln und Organisationen hat. Diese können sich sehr stark voneinander unterscheiden. In Deutschland ist z. B. der Spitzenverband Bund der Krankenkassen, auch als GKV-Spitzenverband bezeichnet, für die Verhandlungen verantwortlich. Der GKV-Spitzenverband gilt als Körperschaft des öffentlichen Rechts und setzt u. a. die Höchstbeträge für die Arzneimittelkosten in Deutschland fest.

Diese Verhandlungen sind nicht immer von Erfolg gekrönt. So erklärte z. B. die dänische Pharmafirma Novo Nordisk 2016 die Verhandlungen für gescheitert, da die Preisvorstellungen des GKV-Spitzenverbandes wirtschaftlich nicht tragbar gewesen seien. Daraufhin wurde Tresiba, ein verbessertes Langzeitinsulinpräparat, wieder vom deutschen Markt zurückgezogen, was zu Protestaktionen und Petitionen der betroffenen Patienten führte.

11.3 Der Patient als Wirtschaftsfaktor

Es gibt vier verschiedene Bereiche, in denen die Pharmaindustrie zur Bekämpfung von schweren Infektionskrankheiten beitragen kann. Zum einen werden neue Medikamente benötigt, die wichtige Körperabwehrfunktionen, wie das Immunsystem und die Blutgerinnungskaskade, stabilisieren können. Zudem besteht ein dringender Bedarf an Antibiotika mit verbesserten Wirkungsmechanismen. Für die Früherkennung von schweren Infektionskrankheiten ist die Entwicklung von schnellen diagnostischen Tests unerlässlich. Zusätzlich werden neue Impfstoffe benötigt, um einen vorbeugenden Schutz gegen bakterielle Infektionen wie z. B. Lungen- und Hirnhautentzündungen zu gewährleisten.

Warum die Pharmaindustrie nur ein geringes Interesse zeigt, neue Medikamente, Antibiotika, diagnostische Tests und Impfstoffe zu entwickeln, hat mehrere Gründe. Eine große Bedeutung hat die durch den Patentschutz geregelte Zeitspanne, in der eine Pharmafirma Gewinne erzielen kann. In der Pharmaindustrie, wie auch in anderen Branchen, ist die Schutzdauer eines Produktes auf 20 Jahre begrenzt. Da es bis zu 15 Jahre dauern kann, bis ein Medikament kommerziell vermarket wird, bleiben oft nur wenige Jahre, um die Entwicklungskosten wieder einzufahren und um Gewinne zu verbuchen.

Wenn der Patentschutz verloschen ist, darf das Arzneimittel auch von anderen Firmen vertrieben werden. Diese können das Medikament, auch als Generikum bezeichnet, zu deutlich niedrigeren Preisen anbieten, weil ihnen kaum Entwicklungskosten entstanden sind. Inzwischen dominieren Generikafirmen den pharmazeutischen Markt. Im Januar 2017 publizierte *Pro Generika e. V.*, ein Interessenverband der Generika- und Biosimilarunternehmen in Deutschland, dass die gesetzlichen Krankenkassen im Jahr 2016 77 % des Arzneimittelbedarfs von Generikaunternehmen bezogen haben. Folglich sank der Anteil patentgeschützter Medikamente auf unter 6 %. Zwar bedeutet dies für die Krankenversicherungen Einsparungen in Milliardenhöhe, aber es zwingt auch die Pharmaunternehmen zu Umstrukturierungen.

So beschloss Novo Nordisk 2014, sämtliche Aktivitäten im Bereich Forschung und Entwicklung von Medikamenten zur Bekämpfung von Entzündungskrankheiten einzustellen. Gleichzeitig wolle man, gab Novo Nordisk bekannt, den Fokus auf die Prävention und Behandlung von Diabetes sowie Adipositas (Fettleibigkeit) verstärken. Drei Jahre später wurde zudem beschlossen, die Forschungs- und Entwicklungsaktivitäten bzgl. schwerer chronischer Krankheiten zu expandieren. Was mag eine der größten Pharmafirmen zu einem solchen strategischen Schritt bewogen haben?

Die Gründe sind offensichtlich: Aufgrund der Einbußen nach Ablauf des Patentschutzes, verbleibt nur ein eng begrenzter Zeitraum, um Profite einzufahren. Dieser muss genutzt werden, um einen maximalen Absatz des Arzneimittels zu erzielen. Das

Wohl des Patienten ist nicht mehr im primären Fokus, sondern ist im Laufe der Zeit durch Marketingstrategien und Maßnahmen zur Gewinnmaximierung ersetzt worden. Chronisch kranke Menschen sind für die Pharmaindustrie von besonderem Interesse, da sie ihre Medikamente über einen langen Zeitraum, teilweise ein Leben lang, einnehmen müssen. Infektionskrankheiten sind dagegen weniger lukrativ, da die Behandlungsdauer zeitlich begrenzt ist und weit weniger Patienten betroffen sind. Aus marktstrategischer Sicht ist daher ein neues Arzneimittel zur Behandlung von Sepsispatienten kein gewinnbringendes Produkt.

Hinzu kommt, dass trotz vielversprechender präklinischer Ergebnisse sämtliche klinische Sepsisstudien in den letzten Jahrzehnten gescheitert sind. Die Erfolgsaussicht, dass eine weitere Studie zur Entwicklung eines erfolgreichen Arzneimittels führen könnte, ist daher eher als gering einzuschätzen. Dieses Risiko, gepaart mit einer unsicheren Gewinnprognose, ist daher ein wesentlicher Grund für den Rückzug der Pharmaindustrie aus diesem Forschungsbereich.

Auch die Herstellung und der Vertrieb von Antibiotika durch Generikafirmen haben erhebliche Konsequenzen für die Entwicklung dringend benötigter Präparate mit neuen Wirkungsmechanismen. In Deutschland wurden 2016 mehr als 90 % der Antibiotika durch Generikafirmen vertrieben. Zudem gibt es aufgrund von Rabattverträgen an Exklusivpartner eine rückläufige Anzahl von Anbietern. Dies hat dazu geführt, dass der Preis für Antibiotika teilweise um mehr als die Hälfte gesunken ist. Doch auch hier hat die aggressive Preispolitik ihre Kehrseite. So haben Anfang der 2010er-Jahre 15 der 18 größten Pharmafirmen ihre Antibiotikaforschung eingestellt.

Hierfür gibt es zwei Gründe: Zum einem sind die Preise der gängigen Antibiotika auf einem so niedrigen Niveau, dass auch hier Entwicklungskosten nicht wieder eingefahren werden können. Hinzu kommt, dass Antibiotika mit neuen Wirkungsmechanismen nur dann eingesetzt werden dürfen, wenn die gängigen Behandlungsmethoden versagen. Denn nur ein sparsamer Einsatz des neuen Antibiotikums kann gewährleisten, dass sich keine neuen Resistenzen ausbreiten. Dies würde jedoch für eine Pharmafirma bedeuten, dass man bei geringem Absatz ein überteuertes und daher nicht gewinnbringendes Produkt auf den Markt bringt.

Daher wurde in letzter Zeit auch öffentlich immer mehr über die negativen Folgen dieser Sparmaßnahmen diskutiert. Teilweise wurde sogar vorgeschlagen, die Preise für Antibiotika zu erhöhen, um so der Pharmaindustrie einen Anreiz zu geben, ihre Forschungs- und Entwicklungsaktivitäten wieder zu anzukurbeln.

Es gibt aber auch andere Alternativen, für die politische Maßnahmen nötig sind. 2012 wurde die Kampagne *New Drugs For Bad Bugs* (ND4BB) ins Leben gerufen. ND4BB ist Teil der *Innovativen Medizin Initiative* (IMI) und wurde 2012 unter Mitwirkung der forschenden Pharmaindustrie von der Europäischen Union gegründet. Es handelt sich hierbei um ein Forschungsprogramm mit einer Laufdauer von über 10 Jahren. Die Kosten belaufen sich auf 660 Millionen Euro. Die forschende Pharmaindustrie trägt mit 347 Millionen Euro zu diesem Projekt bei. Insgesamt werden sieben Projekte gefördert, von denen vier in klinischen Studien getestet werden sollen. Jedoch werden noch einige Jahre verstreichen, bis das erste Antibiotikum kommerziell vertrieben werden kann.

Im Gegensatz zur Entwicklung von Medikamenten und Antibiotika ist die Herstellung von neuen diagnostischen Tests weniger kostenaufwändig. Zwar müssen auch hier klinische Studien durchgeführt werden, aber meist handelt es sich hierbei um Patientenmaterial, wie Blut- oder Gewebeproben, das im Labor untersucht wird. Weil aber für diese Untersuchungen selten ein Gesundheitsrisiko für den Patienten besteht, sind die gesetzlichen Auflagen weniger streng.

Sepsisdiagnostik ist in zweierlei Hinsicht von großer Bedeutung. Zum einen wird sie benötigt, damit der infizierte Keim bestimmt und das richtige Antibiotikum ausgewählt werden kann. Zum anderen hilft sie, den Gesundheitszustand des Patienten zu überwachen. Wegen des rapiden Verlaufes einer Sepsis werden neue und vor allem schnelle diagnostische Tests benötigt. Insbesondere bei der Bestimmung eines Pathogens wurden in den letzten Jahren erhebliche Fortschritte gemacht. Dauerte es in den 1970ern-Jahren noch mehrere Tage, bis ein Keim identifiziert wurde, ist dies heute mittels moderner Techniken innerhalb von wenigen Stunden möglich.

Jedoch werden diese Methoden noch nicht routinemäßig eingesetzt, da sie sehr anfällig sind und nicht immer reproduzierbare Resultate liefern. Auch die Entwicklung von neuen diagnostischen Tests zur Überwachung des Gesundheitszustandes von Patienten ist ein schwieriges Unterfangen. Obwohl bislang über 170 verschiedene Sepsisbiomarker in der Literatur beschrieben wurden, kommen zurzeit nur weniger als 10 diagnostische Tests in der Klinik zu Einsatz. Allen ist gemeinsam, dass sie keine eindeutige Diagnose stellen können.

Das *European Observatory on Health Systems and Policies* veröffentlichte 2016 eine Studie, die sich mit der Entwicklung von neuartigen Diagnoseverfahren bei Infektionskrankheiten befasste. In diesem Bericht wird deutlich, dass auch hier Marketingstrategien eine wichtige Rolle spielen. So konnte in den letzten Jahren generell ein wachsendes Interesse der Pharmaindustrie an der Entwicklung von Diagnostika festgestellt werden. Meist handelt es sich hierbei um frei verkäufliche Produkte, mit denen man selbst z. B. den Glukosegehalt im Blut messen oder einen Schwangerschaftstest durchführen kann. Auch bei der Entwicklung von diagnostischen Methoden zur Erkennung von schweren Infektionskrankheiten wird ein gesteigertes Interesse der Pharmaindustrie registriert.

Ziel ist es, Diagnostika zu entwickeln, die eine genauere Vorhersage des Erkrankungsrisikos erlauben. Wie bei den Entwicklungskosten für Antibiotika, ist auch für neue diagnostische Verfahren zu erwarten, dass sie deutlich mehr kosten werden als die bereits vertriebenen. Dennoch gibt es im Vergleich zur Herstellung von Antibiotika Unterschiede. Beispielsweise könnte ein genaueres, wenn auch kostspieligeres Verfahren verwendet werden, um die Aufenthaltsdauer eines Sepsispatienten auf der Intensivstation zu verkürzen. Bei einer Verminderung dieser Kosten würde es sich für ein Krankenhaus rechnen, mehr Geld für die Diagnose auszugeben.

Aus marktanalytischer Sicht ist die Entwicklung von Impfstoffen für die Pharmaindustrie interessant, weil es sich um eine prophylaktische Vorbeugungsmaßnahme handelt. Impfungen machen insbesondere Sinn, wenn es sich um Erkrankungen wie Wundstarrkrampf oder Keuchhusten handelt, die meist nur durch ein einziges bakterielles Pathogen ausgelöst werden. Wenn aber verschiedene bakterielle Spezies dasselbe Krankheitsbild hervorrufen, können Impfstoffe nur noch partiellen Schutz gewährleisten. Beispiele sind Impfungen gegen Pneumokokken und Meningokokken, die zur Vorbeugung gegen eine Lungen- oder Hirnhautentzündung empfohlen werden. Werden diese Krankheiten aber durch andere Bakterien verursacht, kann kein Schutz gewährleistet werden.

Da eine Sepsis durch eine Vielzahl von Bakterien verursacht werden kann, gestaltet sich die Entwicklung eines Impfstoffes als ein fast unmögliches Unterfangen. Hinzu kommt, dass es gegen einige bakterielle Spezies, wie z. B. Streptokokken und Staphylokokken, keinen Impfstoff gibt. Die Entwicklung eines Streptokokkenimpfstoffes ist u. a. deshalb gescheitert, weil es über 200 verschiedene Stämme gibt, von denen jeder eine andere Oberflächenstruktur hat.

Auch bei der Entwicklung von Impfstoffen gegen Methicillin-resistente Staphylokokken (MRSA) verhält es sich ähnlich. Zwar wurde eine Reihe von klinischen Tests durchgeführt. Doch meist wurden sie nach einer Phase-2- oder Phase-3-Studie abgebrochen, da auch hier kein wirksamer MRSA-Impfschutz festgestellt werden konnte. Ob und wann es der Industrie gelingen wird, bessere Impfstoffe auf den Markt zu bringen, ist daher im Augenblick nicht abzusehen.

Politik und Infektionskrankheiten

12.1 Stakeholders und ihr politischer Einfluss – 122

12.2 Interessenverbände zur Bekämpfung von Infektionskrankheiten – 123

12.3 Verbot von Reserveantibiotika in der Tierhaltung – eine dringliche politische Aufgabe – 126

© Springer-Verlag GmbH Deutschland, ein Teil von Springer Nature 2019
H. Herwald, *Infektionskrankheiten*, https://doi.org/10.1007/978-3-662-58519-1_12

12.1 Stakeholders und ihr politischer Einfluss

Unser Gesundheitssystem ist vielen neuen Herausforderungen ausgesetzt. Eines der größten Probleme ist die Kostenexplosion, die nicht nur bei der Entwicklung von Medikamenten, sondern auch in vielen anderen Bereichen, wie z. B. bei der Patientenversorgung, der Kranken- und Altenpflege, ansteht. Da die Ausgaben auch in Zukunft weiter steigen werden und viele Leistungen kaum noch bezahlbar sind, gewinnen marktanalytische Strategien immer mehr an Bedeutung. Diese werden von verschiedenen Interessengruppe vertreten, die mittels Lobbyisten versuchen, ihre Position in der Politik zu manifestieren. Je finanzkräftiger ein Interessenverband ist, desto wahrscheinlicher ist es, dass er politischen Einfluss nehmen kann. In diesem Wettbewerb haben Interessengemeinschaften, die sich für das Wohl von Patienten einsetzen, wenig Chancen auf eine Einflussnahme, da sie meist für ihre Lobbyarbeit nicht genügend Geldmittel aufbringen können, um sich Gehör zu verschaffen.

In der Wirtschaft, wie auch im Gesundheitswesen, werden die Vertreter von Interessenverbänden als *„Stakeholder"* bezeichnet. Was aber ist ein Stakeholder und wie kann ein Stakeholder die Gesundheitspolitik beeinflussen? Laut Wikipedia handelt es sich hierbei um eine Person oder Gruppe, die ein berechtigtes Interesse am Verlauf oder Ergebnis eines Prozesses oder Projektes hat. Dabei kann es sich auch um Interessengemeinschaften handeln, die unterschiedliche Absichten verfolgen. So können sich die Ziele der Vertreter von Gesundheitsbehörden sehr von denen der Krankenkassen unterscheiden. Stakeholder der forschenden Pharmafirmen haben andere Interessen als die der Generikafirmen.

Eine weitere Gruppe von Stakeholdern sind *Key Opinion Leader* (Meinungsführer). Meist handelt es sich hierbei um international anerkannte Wissenschaftler oder Ärzte, deren Rat und Expertise sowohl für die Pharmafirmen als auch für die Politik und die Medien wichtig sind. Oftmals erhalten Key Opinion Leader Zuwendungen aus der Industrie. Diese müssen sowohl bei Vorträgen als auch in Publikationen erwähnt werden. Zudem müssen Key Opinion Leader deklarieren, dass durch diese Leistungen kein Einfluss auf die Forschungstätigkeit oder die Durchführung von klinischen Studien sowie deren Auswertung genommen wurde. Es handelt sich hierbei um eine Gratwanderung, die eine hohe ethische Verantwortung von Key Opinion Leadern voraussetzt. Medienvertreter können ebenfalls zur Gruppe der Stakeholder gezählt werden und schließlich gibt es noch, wie bereits erwähnt, Interessenverbände, die sich für das Wohl von Patienten einsetzen.

Viele dieser Gruppen suchen das Gespräch mit Politikern, um so ihre jeweiligen Ziele durchzusetzen. Die Europäische Union (EU) fördert einen offenen und wie sie behauptet transparenten Dialog mit Stakeholdern. So organisiert sie internationale Konferenzen, in denen unterschiedliche Interessengruppen über neue Arzneimittel oder Behandlungsmethoden diskutieren können. Da es bei der Durchsetzung der Forderungen unterschiedlicher Parteien um wichtige wirtschaftliche wie auch politische Belange geht, ist der Einfluss von Stakeholdern in den letzten Jahrzehnten kontinuierlich gewachsen. Finanzstarke Interessengruppen betreiben einen hohen Aufwand, um Strategien zu erarbeiten, mit denen ihre Vorhaben durchgesetzt werden können. Inzwischen gibt es sogar spezielle Marketingfirmen, die entsprechende Konzepte für Pharmaunternehmen aber auch für andere Interessenvereinigungen aus der Privatwirtschaft entwickeln.

Insbesondere in der Europäischen Union boomt der Einfluss von Lobbyisten. Schätzungen zufolge gibt es in Brüssel ca. 20.000 Lobbyisten, von denen 70 % Prozent für Unternehmen und Wirtschaftsverbände arbeiten. In Anbetracht, dass im Europäischen Parlament etwas mehr als 750 Abgeordnete vertreten sind, kommen so auf jeden Politiker im Schnitt 25 Lobbyisten. Diese versuchen durch regelmäßigen Kontakt mit Politikern, ihre Interessen zu vertreten. Einflussreiche EU-Politiker sind dabei besonders beliebt. So berichtete 2017 der Spiegel, dass der EU-Kommissar für Haushalt und Personal in der Zeit von Dezember 2014 bis April 2017 über 400 Lobbyisten empfing, von denen über 80 % die Interessen von Wirtschaftsfirmen vertraten.

Die Lobbyarbeit von Stakeholdern wird aber auch sehr kritisch gesehen. Zivilgesellschaftliche Initiativen und gemeinnützige Organisationen, wie Lobbycontrol, Integrity-Watch und ALTER-EU, nehmen die Tätigkeiten von Lobbisten kritisch unter die Lupe und versuchen, politisches Fehlverhalten aufzudecken. So berichtete ALTER-EU im März 2012, dass es in Brüssel mehr als 220 Pharmalobbyisten gibt und die Pharmaindustrie im Jahr über 40 Millionen Euro verwendet, um an politischen Entscheidungen der EU mitzuwirken. Dies sei etwa das 15-Fache von dem, was Vertreter von zivilgesellschaftlichen Gruppen aufbringen können.

12.2 Interessenverbände zur Bekämpfung von Infektionskrankheiten

In Anbetracht dieser Entwicklungen muss man die Leistungen der Deutschen Sepsis Gesellschaft (DSG) und der SepNet Studiengruppe besonders hervorheben. Die DSG, deren Gründungspräsident Prof. Konrad Reinhart ist, begann ihre Arbeit 2011. Sie hat sich zur Aufgabe gestellt, sowohl in der Öffentlichkeit als auch in der medizinischen Fachwelt Aufklärungsarbeit über die Folgen der Sepsis zu leisten. Diese Zielsetzungen werden insbesondere durch das SepNet Kompetenznetzwerk, das eine Studiengruppe innerhalb der DSG ist, vorangetrieben. Dem Netzwerk gehören inzwischen mehr als 100 Ärzte und Wissenschaftler an. Den wissenschaftlichen Arbeiten von SepNet ist es zu verdanken, dass in Deutschland die Gefahren von Infektionskrankheiten in der Öffentlichkeit verstärkt wahrgenommen werden. In der Folge wurden Betroffene ermutigt, sich zusammenzuschließen. Dies führte zur Gründung einer Selbsthilfegruppe unter der Leitung von Prof. Frank Brunkhorst und Hubert Grönert. Die Deutsche Sepsishilfe e.V. war die weltweit erste Betroffeneninitiative für Sepsispatienten und deren Angehörigen. Heute ist sie eine der wichtigsten Anlaufstellen für viele Hilfesuchende, um fachlichen Rat, Kraft und Hoffnung zu finden.

Ein weiterer Verdienst der DSG ist die Gründung der Sepsis Stiftung, in der seit 2012 die Sepsis-spezifischen Organisationen mit der Zielsetzung vertreten sind, sich gegenseitig bei der Öffentlichkeits- und Lobbyarbeit zu unterstützen. Sie hat sich u. a. zur Aufgabe gestellt, politische Entscheidungsträger von der Notwendigkeit eines Nationalen Aktionsplans gegen Sepsis zu überzeugen. Dazu wurde von der Stiftung 2013 ein Memorandum erstellt, in dem die Implementierung von Maßnahmen zur Verbesserung der Früherkennung von Sepsis und Vorbeugung gegen Infektionen durch Impfung und Beachtung der Hygieneregeln im Gesundheitswesen beschrieben wurde.

Mit diesem Handlungsplan könnte in Deutschland jährlich der Tod von 15.000 bis 20.000 Menschen verhindert werden. Die Forderungen des Memorandums nehmen u. a. auch Bezug auf die Verabschiedung einer WHO-Resolution zur Sepsis. Sie stehen zudem unter der Schirmherrschaft des Aktionsbündnisses Patientensicherheit, dem über 30 medizinische Fachgesellschaften und Repräsentanten von renommierten Wissenschaftsorganisationen angehören. Inzwischen hat auch die Gesundheitsministerkonferenz einstimmig die Umsetzung der WHO-Resolution zum Thema Sepsis in Deutschland verlangt.

Das Bundesministerium für Gesundheit konnte sich bislang leider jedoch nicht dazu entschließen, diesen Forderungen auch Taten folgen zu lassen. Dies wurde insbesondere bei der Gesundheitsministerkonferenz deutlich, die im Juni 2018 in Düsseldorf stattfand. Dem Protokoll ist zu entnehmen, dass *„die Forderungen der WHO zur Verbesserung der Prävention, Diagnostik und des klinischen Managements der Sepsis nur offiziell zur Kenntnis genommen wurden.“* Es wurde außerdem festgestellt, dass es *„zur Umsetzung der Kernforderungen der WHO-Sepsis-Resolution eines konzertierten Vorgehens auf nationaler Ebene bedarf.“* Daher wurde das Bundesministerium für Gesundheit gebeten, *„eine Ad hoc-Expertengruppe am Robert Koch-Institut einzurichten, welche die notwendigen bedarfsgerechten Maßnahmen zur Umsetzung der Forderungen der WHO hinsichtlich einer Verbesserung der Prävention, Diagnostik und des klinischen Managements der Sepsis berücksichtigt.“*

Dieser Beschluss ist nur schwer nachvollziehbar, zumal Beispiele aus anderen Ländern Mut machen. Die Implementierung von verbindlichen Qualitätsmaßnahmen in Krankenhäuser hat z. B. im Staat New York zu einer deutlichen Reduzierung der Sepsissterblichkeit bei Erwachsenen und Kindern geführt. Auch in Irland resultierte die Einführung einer nationalen Aufklärungs- und Schulungsstrategie unter der Ägide des dortigen Gesundheitsministeriums zu einer Verbesserung der Sepsisfrüherkennung und Senkung der Sterblichkeit. Angesichts der seit etlichen Jahren wissenschaftlich untermauerten Fakten ist das fehlende Handeln der politischen Entscheidungsträger in Deutschland unverständlich. Die Tatsache, dass mit einfachen Aufklärungs- und Qualitätsverbesserungsmaßnahmen in Deutschland jährlich Tausende unnötige Todesfälle vermeidbar wären, stößt bei den Betroffenen auf zunehmende Empörung und erfüllt aus Sicht von Experten und Medizinjuristen den Tatbestand des Politik- bzw. Systemversagens.

Die Global Sepsis Alliance (GSA) wurde 2010 mit dem Ziel gegründet, die Interessen von Sepsispatienten weltweit zu vertreten. Inzwischen gehören ihr über 80 wissenschaftliche Organisationen, Stiftungen und Patientenorganisationen an, die international eng miteinander zusammenarbeiten. Die GSA hat 2012 in einer World Sepsis Declaration (► https://www.world-sepsis-day.org/declaration/) das Ziel erklärt, bis zum Jahr 2020 eine Reduzierung der Sepsishäufigkeit um 20 % und einen Rückgang der Sterblichkeit um 10 % zu erreichen. Durch die Initiierung des World Sepsis Days im Jahr 2012 und eines World Sepsis Kongresses 2016 unter der Leitung des Gründungspräsidenten der GSA Prof. Konrad Reinhart, ist es gelungen, diese Forderung auf allen Kontinenten zu thematisieren.

Die im Mai 2017 von den 194 Mitgliedstaaten der World Health Assembly einstimmige Annahme der bereits erwähnten Resolution zur „Verbesserung der Prä-

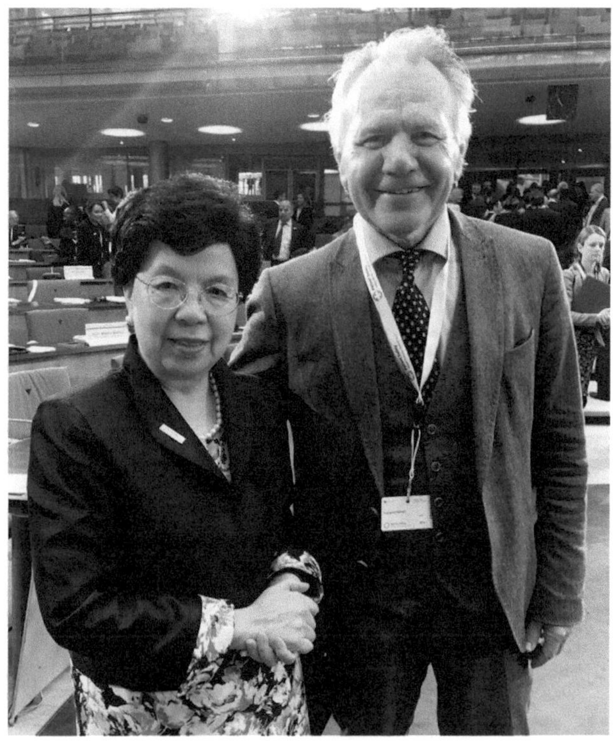

■ **Abb. 12.1**   Konrad Reinhart und Margaret Chan

vention, Diagnose und Behandlung der Sepsis" wäre ohne diese aus Deutschland heraus vorangetriebenen internationalen Initiativen nicht denkbar gewesen (■ Abb. 12.1). Dieser Beschluss ist ein Meilenstein zur weltweiten Verbesserung der Patientensicherheit und hat bereits jetzt zur Bildung von regionalen Sepsis Allianzen in Afrika, Europa, Lateinamerika und Asien geführt. Jedoch besitzen insbesondere unterentwickelte Länder nicht die entsprechenden Technologien und den notwendigen medizinischen Entwicklungsstand, wie sie z. B. in Deutschland zu finden sind. Daher werden einfache aber effektive Verbesserungen zur Sepsisprävention gefordert, etwa bessere hygienische Geburtsbedingungen, Maßnahmen zur Infektionsprävention bei chirurgischen Eingriffen, verbesserte Sanitärbedingungen und sauberes Wasser.

In der Resolution wird außerdem darauf hingewiesen, dass viele Infektionskrankheiten durch Impfungen verhindert werden können. Daher sei es wünschenswert, wenn sämtliche Mitgliedstaaten effektive und kostengünstige neue Impfstoffe in ihre nationalen Impfprogramme integrieren würden. Um diese Forderungen durchzusetzen, hat die WHO mit der Global Sepsis Alliance einen Arbeitsstab gegründet. Dieser soll den Mitgliedstaaten zusammen mit den regionalen Sepsisallianzen und den entsprechenden Regionalbüros der WHO bei der Implementierung der Forderungen als Ratgeber zur Seite stehen.

12.3 Verbot von Reserveantibiotika in der Tierhaltung – eine dringliche politische Aufgabe

Um eine weitere Ausbreitung von Antibiotikaresistenzen zu stoppen, sind neue konsequente und vor allem weitreichende gesetzliche Regelungen notwendig. Das Verbot von Reserveantibiotika in der Tierhaltung gehört zu den dringlichsten Maßnahmen. Dies wird insbesondere beim Einsatz von Colistin deutlich (◘ Abb. 12.2). Das Antibiotikum wurde in den 1940er-Jahren entwickelt und kam zwanzig Jahre später in der Klinik zum Einsatz. Vom Markt genommen wurde es Mitte des 20. Jahrhunderts, weil effizientere und besser verträglichere Medikamente zur Verfügung standen. 2012 erlebte Colistin eine Art Renaissance.

Wegen des zunehmenden Resistenzproblems und der sinkenden Anzahl von noch wirksamen Antibiotika wurde intensiv nach Alternativen gesucht. Fündig wurde man bei den aussortierten Arzneimitteln. Eines von ihnen ist Colistin. Heute wird es als Reserveantibiotikum eingesetzt, wenn bei Patienten mit einer Sepsis kein anderes Medikament mehr anspricht. Wegen der erheblichen Nebenwirkungen und dem Resistenzrisiko darf es allerdings nur in äußersten Notsituationen verwendet werden. Aus diesem Grund zählt Colistin auch zu der Klasse der last-resort (letzte Rettung) Antibiotika. In Anbetracht seiner wichtigen klinischen Funktion ist es aus medizinischer Sicht völlig unverständlich, dass Colistin in der Landwirtschaft eingesetzt wird, um den Ausbruch von Infektionen in Tierfarmen zu verhindern und das Wachstum von Masttieren zu steigern.

So war es wenig überraschend, dass das deutsche Bundesinstitut für Risikobewertung 2016 bekannt gab, dass Colistin resistente Bakterien in deutschen Nutztieren gefunden wurden. Dabei handelte es um *Escherichia coli*-Bakterien, die im Geflügel nach-

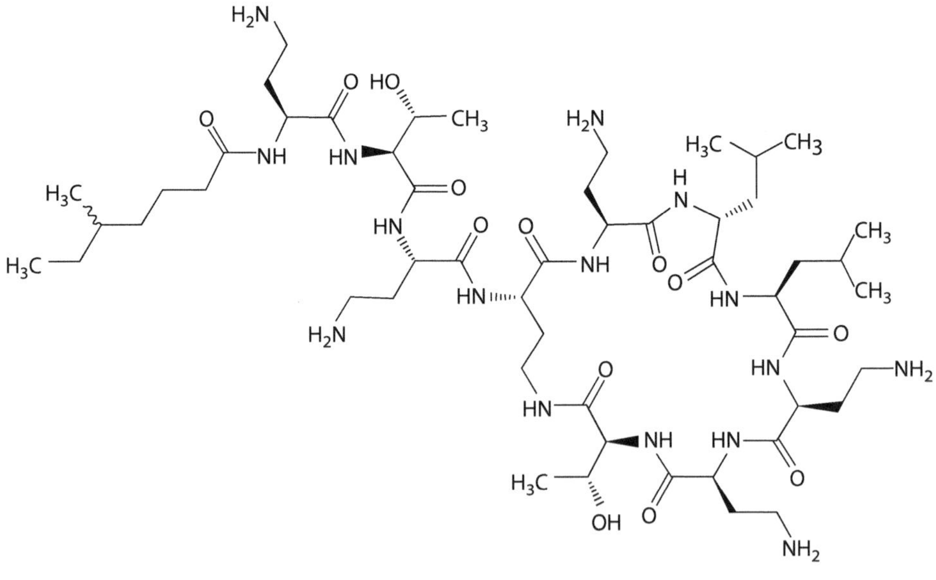

◘ **Abb. 12.2** Strukturformel von Colistin

gewiesen wurden. Zwar gibt es derzeit noch keine Meldungen von Colistin-Resistenzen aus deutschen Krankenhäusern, aber Berichte aus China verheißen nichts Gutes. China ist mit einer Herstellung von ca. 10.000 Tonnen pro Jahr der weltweit größte Produzent des Antibiotikums. Ein Großteil verbleibt im Land und wird in der Tierzucht eingesetzt.

Im selben Jahr, indem die ersten Colistin resistenten Bakterien bei Tieren in Deutschland nachgewiesen wurden, berichtete ein chinesisches Forscherteam, dass man resistente Bakterien nicht nur in Nutztieren, sondern auch in Patienten gefunden hatte, die in zwei chinesischen Provinzen stationär behandelt worden waren. Bei den isolierten Keimen handelte es sich um *Escherichia coli* und *Klebsiella pneumoniae* Bakterien. In beiden Fällen besaßen sie dasselbe Resistenzgen, das sich auch in den Bakterien befand, die aus infizierten Nutztieren isoliert worden waren. Diese Ergebnisse legen daher den Schluss nahe, dass die Colistin resistenten Bakterien ihren Weg vom Tier zum Menschen gefunden haben. Die Forscher schlossen aus ihren Ergebnissen, dass sich der Resistenzmechanismus länderübergreifend ausbreiten könne und sie forderten deshalb globale Maßnahmen, um dem Einhalt zu gebieten.

Aufgrund dieser Befunde entstand sowohl in Deutschland als auch auf europäischer Ebene eine politische Diskussion über den Einsatz von Colistin, an der sich verschiedene Stakeholder beteiligten. Insbesondere die Interessenverbände von Ärzten und Patienten liefen Sturm und forderten ein Verbot von Colistin in der Tierhaltung. Leider weniger erfolgreich! So veröffentlichte z. B. die deutsche Bundesregierung 2015 einen Maßnahmenkatalog, auch als Deutsche Antibiotika-Resistenzstrategie (DART) Initiative bezeichnet, in dem Strategien zur Bekämpfung von resistenten Erregern beschrieben werden. Auch wenn Colistin erwähnt wird, gibt es in dem Dokument kaum konkrete Vorschläge oder Maßnahmen zur Regulierung des Einsatzes von Reserveantibiotika in der Tierhaltung.

Colistin gehört zur Substanzklasse der Polymyxin-Antibiotika. Die European Medicines Agency (EMA) publizierte 2016 eine Studie über die Verwendung von Colistin und Polymyxin-Antibiotika in der Landwirtschaft. In diesem Dokument wird berichtet, dass in Deutschland im Vergleich zu anderen europäischen Ländern sehr hohe Polymyxin-Dosierungen verwendet werden. Dahingegen kämen Polymyxine in anderen Mitgliedsstaaten wie Dänemark, Schweden und Holland kaum noch zum Einsatz.

Eine weitere Untersuchung der EMA von September 2017 (JIACRA II) zeigt das Ausmaß der Problematik, die mit der Verwendung von Colistin und anderen Antibiotika in der Tierhaltung verbunden ist. Ziel dieser Studie war es, den durchschnittlichen Verbrauch von verschiedenen Antibiotika sowohl beim Menschen als auch in der Tierzucht zu ermitteln. Dazu wurde der jährliche Verbrauch von Antibiotika in Milligramm pro Kilogramm geschätzter Biomasse angegeben.

Die Ergebnisse waren sehr unterschiedlich, da bei einigen Antibiotika ähnliche Mengen für die Behandlung von Patienten und in der Tierzucht verwendet wurden, bei anderen jedoch große Unterschiede festgestellt wurden. So lag z. B. der Durchschnittswert von Antibiotika, die zur Klasse der Chinolone gezählt werden, bei Menschen mit 8,1 mg/kg geschätzter Körpermasse etwas höher als der mit 3,5 mg/kg in der Tierhaltung. Auch bei den Makroliden wurden keine großen Unterschiede festgestellt. Hier stehen 7,8 mg/kg beim Menschen 11,4 mg/kg in der Tierhaltung gegenüber. Bei anderen Antibiotika gab es jedoch deutliche Unterschiede. So lag der Polymyxin-Antibiotika-Wert bei Menschen bei 0,03 mg/kg, wohingegen in der Massentierhaltung eine Konzentration von 10,0 mg/kg ermittelt wurde. Diese Werte bedeuten, dass in der Tierhaltung mehr als das 300-Fache eines Reserveantibiotikums zum Einsatz kommt als bei der Behandlung von schwerkranken Patienten.

Aufgrund der Verwendung derart hoher Mengen an Antibiotika in der Massentierzucht kommt es zu Umweltbelastungen und daraus folgenden Gesundheitsrisiken. So berichtete der Norddeutsche Rundfunk im Februar 2018, dass Colistin resistente Keime in fünf von zwölf getesteten deutschen Badeseen nachweisbar war. Die Vermutung liegt nahe, dass die resistenten Keime bei der Verwendung von Gülle als Düngemittel ins Grundwasser gelangen konnten. Inzwischen gibt es aber auch Hinweise, dass einige Kläranlagen nicht mehr in der Lage sind, resistente Bakterien aus dem gereinigten Wasser zu entfernen. Auch dies könnte eine mögliche Erklärung für das Auftreten der resistenten Bakterien in den Badeseen sein.

All dies hätte verhindert werden können. Bereits 2016 forderten verschiedene Verbände die Europäische Union vergeblich dazu auf, Gesetze zu erlassen, die den Einsatz von Reserveantibiotika in der Tierhaltung verbieten. Zwar hat die Europäische Union reagiert und mit ihrer „One Health"-Initiative ein Programm geschaffen, in dem 22 Stakeholder ein integratives Konzept erarbeitet haben, aber eine Lösung bezüglich der Verwendung von Reserveantibiotika bietet sie nicht. So ist es Ziel dieses Konsortiums, zu erörtern, welche Auswirkung Antibiotikaresistenzen in der Tierhaltung auf das Gesundheitssystem haben. Zudem sollen Konzepte zur Lösung dieser Problematik erarbeitet werden. Auch wenn Vorschläge gemacht wurden, die sich u. a. mit einer besseren Vorbeugung, der Entwicklung von neuartigen Antibiotika und einer besseren Umsetzung von europäischen Gesetzen beschäftigen, findet man kaum Informationen, wie man das Problem bzgl. Reserveantibiotika angehen soll.

Die deutsche Bundesregierung zeigt sich ähnlich verhaltend. Beispielsweise befragte das Bündnis 90/die Grünen im Februar 2018 den Geschäftsbereich des Bundesministeriums für Ernährung und Landwirtschaft, ob aufgrund der Badeseebefunde die Bundesregierung in Erwägung ziehe, den Einsatz von Colistin in der Tierhaltung zu unterbinden. Die Bundesregierung, so die Antwort der parlamentarischen Staatsekretärin, unterstütze die Forderung der EMA, dass der quantitative Einsatz von Colistin in der Tierhaltung mit Blick auf das Resistenzgeschehen deutlich reduziert werden sollte. Vollständige Verbote für bestimmte antibiotische Wirkstoffe könnten aber auf Verordnungsebene nicht erlassen werden, weil entsprechende Ermächtigungen im Arzneimittelgesetz fehlen würden.

Diese Argumentation der Bundesregierung ist nur schwer nachvollziehbar, da sie impliziert, dass aufgrund von Lücken in der geltenden Rechtsprechung, Entscheidungen über Leben und Tod blockiert werden können. In Anbetracht dieser weitreichenden Problematik hat man den Ernst der Lage offensichtlich nicht erkannt.

Daher scheinen Kampagnen des Bundesinstituts für Risikobewertung, wie z. B. der Videoclip mit dem Titel „Was tun mit dem Huhn", das Thema zu verfehlen. In diesem Video wird gezeigt, wie man sich im Haushalt vor Infektionen schützen kann. Auf die Problematik von Antibiotikaresistenzen in der Tierhaltung wird jedoch mit keinem einzigen Wort eingegangen. Nicht nur hier ist erheblicher Nachholbedarf notwendig.

Praktische Tipps zum Selbstschutz

© Springer-Verlag GmbH Deutschland, ein Teil von Springer Nature 2019
H. Herwald, *Infektionskrankheiten*, https://doi.org/10.1007/978-3-662-58519-1_13

In Anbetracht der bedrohlichen Entwicklungen kann man zurzeit weder davon ausgehen, dass uns in naher Zukunft ein wissenschaftlicher Durchbruch in der Sepsisforschung bevorsteht, noch dass dringend notwendige politische Maßnahmen getroffen werden, die einer weiteren Ausbreitung von Antibiotikaresistenzen Einhalt gebieten. Es liegt daher auch in unserer eigenen Verantwortung, Vorkehrungen zu treffen, die uns vor Infektionskrankheiten schützen können.

Eine große und ständig wachsende Gefahrenquelle sind Krankenhäuser. In den letzten Jahren kam es immer häufiger vor, dass Patienten im Krankenhaus an einer Sepsis erkrankten. Auslöser sind oft multiresistente Keime, die sich bereits im Krankenhaus befinden. So kann sich beispielsweise nach einem chirurgischen Eingriff die Nahtstelle infizieren oder offene Wunden können mit Staphylokokken besiedelt werden. Es kann vorkommen, dass bei einer gynäkologischen Operation oder bei einer Prostatauntersuchung versehentlich Bakterien aus dem Darm freigesetzt werden. Auf den ersten Blick scheint es, dass sich ein Patient vor diesen Infektionen nicht schützen kann. Doch dem ist nicht so.

Die WHO hat 2016 ein fast zweihundertseitiges Dokument veröffentlicht, in dem 29 Empfehlungen zur Verhinderung von Infektionen nach chirurgischen Eingriffen aufgelistet werden. Diese enthalten neben umfangreichen präoperativen Maßnahmen, auch Methoden zur Früherkennung einer Infektion nach einer Operation. Es gibt sogar Vorschriften bzgl. des Ventilationssystems im Operationssaal. Die Leitlinien der WHO gelten weltweit und spiegeln den gegenwärtigen Erkenntnisstand wider. Das Dokument (*Global Guidelines for the Prevention of Surgical Site Infection*) kann von der Homepage der WHO kostenlos heruntergeladen werden.

Vor einer Operation lohnt es sich, zu recherchieren, in welchen Krankenhäusern die WHO-Regeln eingehalten werden. Die Krankenhausverwaltung sollte hierzu Auskunft geben können. Zudem sollte erfragt werden, ob Hygieneärzte in dem Krankhaus arbeiten, ob es in letzterer Zeit Fälle von Krankenhausinfektionen gab und ob Patienten mit einer MRSA-Infektion gesondert stationär behandelt werden.

Aber auch als Patient kann man sich schützen. So sollte man vermeiden, sich im Krankenhaus zu rasieren, Wasser aus der Leitung zu trinken und Hygieneartikel von anderen Personen zu benutzen. Im Krankenhaus sollte man Wäsche tragen, die bei 60 Grad gewaschen werden kann, man sollte nicht barfuß laufen und sich häufig die Hände waschen bzw. desinfizieren. Besucher sollten Abstand wahren und auf keinem Fall auf dem Bett des Patienten sitzen. Man sollte niemals die Mahlzeiten von anderen essen und Obst muss immer vor dem Verzehr gewaschen werden. Wurden Lebensmittel, wie Schokolade, Kuchen oder Süßigkeiten von Besuchern oder anderen Patienten angefasst, sollte man auf den Verzehr verzichten. Es ist empfehlenswert, desinfizierende Kleenex-Tücher zu gebrauchen und ein antiseptisches Mundwasser zu verwenden. Wird man im Krankenhaus mit Antibiotika behandelt, ist es wichtig, nicht eigenständig die Behandlung abzubrechen. Auch wenn diese Maßnahmen keinen hundertprozentigen Schutz gewährleisten können, tragen sie dazu bei, das Risiko einer Infektion einzudämmen.

Auch im häuslichen Bereich sollte Hygiene eine immer größere Rolle spielen. In Anbetracht der Reserveantibiotikaproblematik ist es wichtig, dass man beispielsweise beim Kochen Fleischprodukte immer gesondert vorbereitet und nach jedem Gebrauch Besteck, Geschirr und Hände wäscht. Ein Messer, mit dem das Hühnerfilet von Sehnen und Knochen entfernt wurde, kann resistente Bakterien enthalten. Daher muss es gründlich gereinigt werden, wenn es anschließend zum Salatschneiden verwendet werden soll. Insbesondere Geflügelfleisch muss vollständig durchgebraten werden, da ansonsten Bakterien die Zubereitung unbeschadet überleben können.

Diese Vorsichtsmaßnahmen sind nicht unbegründet. So berichtete der NDR im April 2017 in einer Sendung, dass ca. 5 % des Geflügelfleischs, das in den Handel kommt, mit Campylobacter-Bakterien infiziert ist. Beim Einkauf und vor dem Verzehr sollte das Haltbarkeitsdatum beachtet werden. Dies ist nicht nur bei Geflügelfleisch wichtig, sondern auch dann, wenn es sich um Nahrung handelt, die roh verzehrt wird. Generell sollten diese Lebensmittel nicht ungewaschen gegessen werden.

Es gibt aber auch weitere Tipps, die im Haushalt beachtet werden sollten. Antibiotika, deren Haltbarkeitsdatum überschritten wurden, dürfen nicht in der Toilette entsorgt werden. Putz-, Abwasch- und Hygieneartikel sollten regelmäßig ausgetauscht werden. Bei Verletzungen sollte man die Wunde sofort desinfizieren und sie steril verbinden. Ältere Menschen sollten sich gegen eine Lungenentzündung impfen lassen. Diese Regeln können relativ einfach umgesetzt werden und sind oftmals nach einer nur kurzen Anlaufzeit Teil des täglichen Routineablaufs.

Trotz dieser Maßnahmen können Menschen an einer Sepsis erkranken. Wie aber kann man erkennen, ob es sich um eine Sepsis oder nur um eine harmlose Erkältung handelt? Wie lange soll man warten, bis man einen Arzt ruft? Diese Fragen sind nicht leicht zu beantworten, aber es gibt Hilfsmittel, die jeder anwenden kann. Der qSOFA-Test ist ein Sepsis-Schnelltest, der häufig von Ärzten verwendet wird, wenn sich ein Patient nicht auf einer Intensivstation befindet. Hierzu werden drei Parameter verwendet: eine erhöhte Atemfrequenz, ein niedriger Blutdruck und ein verändertes Bewusstsein.

Wenn zwei dieser drei Kriterien diagnostiziert werden, besteht die Gefahr einer Sepsis. So ist bei einem halluzinierenden Menschen mit einem rasenden Puls höchste Eile geboten. Auch wenn die Körpertemperatur nicht erhöht ist, kann es sich um eine Sepsis handeln. In diesem Falle sollte sofort ein Notarzt gerufen werden. Bereits am Telefon sollte erwähnt werden, dass es sich um eine Sepsis handeln könnte. Wichtig ist, sofort zu handeln, da sich die Überlebenschancen mit jeder Stunde bis zu 8 % verschlechtern können, wenn keine Behandlung vorgenommen wird.

Auch wenn die hier beschriebenen Maßnahmen keinen hundertprozentigen Schutz garantieren können, helfen sie, dass Risiko einer Sepsis einzudämmen. Aufgrund der Antibiotikaresistenzproblematik werden in Zukunft insbesondere verbesserte hygienische Bedingungen und Lebensgewohnheiten notwendige Schutzfunktionen übernehmen. Daher ist es wichtig, hierfür ein entsprechendes Bewusstsein zu schaffen und nach neuen dringend erforderlichen Lösungen zu suchen.

Epilog

© Springer-Verlag GmbH Deutschland, ein Teil von Springer Nature 2019
H. Herwald, *Infektionskrankheiten*, https://doi.org/10.1007/978-3-662-58519-1_14

◘ Abb. 14.1   Leere Büchse

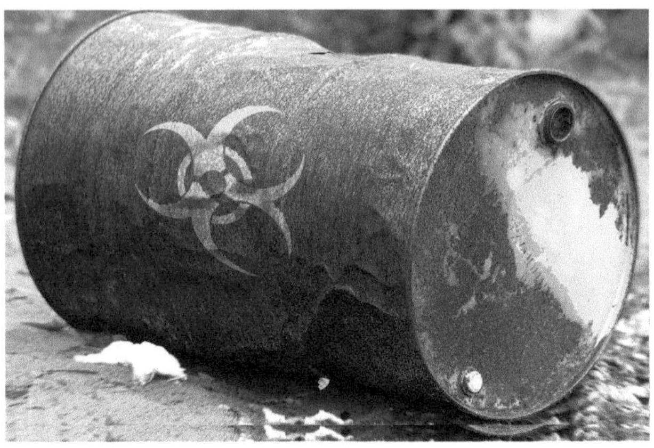

Was wurde eigentlich aus der Büchse der Pandora, nachdem alles Elend, Not, Leid und schließlich auch die Hoffnung aus ihr gekrochen waren (◘ Abb. 14.1)? Wurde sie zerstört, fand sie eine andere Verwendung oder brachte sie gar göttlichen Nutzen? In der griechischen Mythologie gibt es zu diesem Thema kaum Informationen. Folge war aber, dass die vormals heile Welt Vergangenheit war und die Menschheit seitdem in eigener Verantwortung das Übel bekämpfen muss. In der aktuellen Situation gilt dies insbesondere auch für Infektionskrankheiten. Ob wir den Kampf gegen Infektionskrankheiten gewinnen können, liegt nicht in den Händen von Göttern, sondern in unserer Verantwortung. Faktum ist, dass wir ihn verlieren werden, wenn wir unser Problembewusstsein nicht verändern. Viel Zeit verbleibt hierzu nicht mehr, und daher müssen dringend erforderliche Maßnahmen veranlasst und durchgeführt werden.

14

Erratum zu: Sepsis: Definitionen und Wirkungsweisen

Erratum zu:
Kapitel 8 in: H. Herwald, *Infektionskrankheiten,*
https://doi.org/10.1007/978-3-662-58519-1_8

Das Buch wurde unbeabsichtigterweise mit einer falschen Legende zu
◘ Abbildung 8.2 publiziert. Die korrekte Legende lautet: Präsentation von
phagozytierten bakteriellen Proteinfragmenten auf der Zelloberfläche. Das
Kapitel wurde korrigiert.

Die Online-Version des korrigierten Kapitels finden Sie unter
https://doi.org/10.1007/978-3-662-58519-1_8

Serviceteil

Bildnachweise – 136

Stichwortverzeichnis – 139

© Springer-Verlag GmbH Deutschland, ein Teil von Springer Nature 2019
H. Herwald, *Infektionskrankheiten*, https://doi.org/10.1007/978-3-662-58519-1

Bildnachweise

◘ Abb. 1.1 Pandora Statue (1861) von Pierre Loison (1816–1886) ► https://de.wikipedia.org/wiki/Datei:Pandora

◘ Abb. 3.1 Kollision von Theia mit der Erde ► https://commons.wikimedia.org/wiki/File:Artist%27s_concept_of_collision_at_HD_172555.jpg

◘ Abb. 4.1 H1N1 Viruspartikel unter dem Elektronenmikroskop ► https://commons.wikimedia.org/wiki/File:H1N1_virus_particles.jpg

◘ Abb. 4.2 Strukturmodell eines Ausschnitts von einer DNS-Doppelhelix ► https://de.wikipedia.org/wiki/Desoxyribonukleins%C3%A4ure#/media/File:DNA_Overview.png

◘ Abb. 4.3 Strukturmodell eines Ausschnitts von einem RNS-Strang ► https://commons.wikimedia.org/wiki/File:Paracelsus.jpg

◘ Abb. 4.4 Escherichia coli Bakterien unter dem Elektronenmikroskop ► https://de.wikipedia.org/wiki/Datei:E._coli_Bacteria_(16578744517).jpg

◘ Abb. 4.5 Hefe (Saccharomyces cerevisiae) unter dem Elektronenmikroskop ► https://en.wikipedia.org/wiki/File:Saccharomyces_cerevisiae_SEM.jpg

◘ Abb. 5.1 Tafel mit Gilgamesch Epos ► https://en.wikipedia.org/wiki/File:Tablet_V_of_the_Epic_of_Gligamesh.JPG

◘ Abb. 5.2 Hippokrates-Büste ► https://commons.wikimedia.org/wiki/File:Hippocrates_Light.JPG

◘ Abb. 5.3 Philippus Aureolus Theophrastus Bombastus von Hohenheim ► https://commons.wikimedia.org/wiki/File:Paracelsus.jpg

◘ Abb. 5.4 Kleine Kreaturen gezeichnet von Anton van Leeuwenhoek ► https://commons.wikimedia.org/wiki/File:The_development_of_the_flea_from_egg_to_adult_Wellcome_M0016633.jpg#filehistory

◘ Abb. 5.5 Robert Koch (1843–1910) ► https://de.wikipedia.org/wiki/Datei:Robert_Koch_BeW.jpg

◘ Abb. 5.6 Doktor Schnabel von Rom ► https://commons.wikimedia.org/wiki/File:Doktorschnabel_430px.jpg

◘ Abb. 5.7 Relief mit Hygieia und Asclepius ► https://de.wikipedia.org/wiki/Hygieia#/media/File:IAM_109T_-_Relief_of_Asclepius_and_Hygieia.jpg

◘ Abb. 5.8 Portrait von Lambert de Vermont ► https://commons.wikimedia.org/wiki/File:Nicolas_de_Largilli%C3%A8re._Portrait_of_Lambert_de_Vermont.jpg

◘ Abb. 5.9 „Die Aetiologie der Begriff und die Prophylaxis des Kindbettfiebers" Ignaz Philipp Semmelweis (1860) ► https://commons.wikimedia.org/wiki/File:Ignaz_Semmelweis_1861_Etiology_front_page.jpg

◘ Abb. 5.10 Schluckimpfung im Kindergarten 1960 ► https://de.wikipedia.org/wiki/Datei:Bundesarchiv_Bild_183-71807-0002,_Kindergarten,_Schutzimpfung_gegen_Kinderl%C3%A4hmung.jpg

◘ Abb. 5.11 Impfung von James Phipps durch Edward Jenner ► https://commons.wikimedia.org/wiki/File:Vaccination;_%22Dr_Jenner_performing_his_first_vaccination,_17_Wellcome_V0018142.jpg

◘ Abb. 5.12 Karikatur von James Gillray über die Pockenimpfung (1802) ► https://en.wikipedia.org/wiki/Edward_Jenner#/media/File:The_cow_pock.jpg

◘ Abb. 5.13 Selman Waksman (1888–1973) ► https://commons.wikimedia.org/wiki/File:Selman_Waksman_NYWTS.jpg

◘ Abb. 5.14 Alexander Flemming (1881–1955) ► https://commons.wikimedia.org/wiki/File:Penicillin

◘ Abb. 5.15 Conquistador Francisco Pizarro ► https://commons.wikimedia.org/wiki/File:Portrait_of_Francisco_Pizarro.jpg

◘ Abb. 5.16 Ishii Shirō (1892–1959) ► https://de.wikipedia.org/wiki/Datei:Shiro-ishii.jpg

◘ Abb. 5.17 Einverständniserklärung: Operation White Coat ► https://commons.wikimedia.org/wiki/File:Consent_Form,_Operation_White_Coat.jpg

◘ Abb. 5.18 Nürnberger Prozess: (vorne) Göring, Heß, von Ribbentrop, Keitel (hinten) Dönitz, Raeder, von Schirach und Sauckel ► https://commons.wikimedia.org/wiki/File:Defendants_in_the_dock_at_the_Nuremberg_Trials.jpg

◘ Abb. 6.1 Dunkelblau gefärbte Gram-positive Bakterien (links) und hellviolett gefärbte Gram-negative Bakterien (rechts) ► https://commons.wikimedia.org/wiki/File:Gram_Staining_Bacteria.jpg

◘ Abb. 6.2 Gefaltete DNS in einem Bakterium ► https://en.wikipedia.org/wiki/Cell_(biology)#/media/File:Average_prokaryote_cell-_en.svg

◘ Abb. 6.3 Transkription eines eukaryotischen Genes und anschließendes Splicing der RNS ► https://de.wikipedia.org/wiki/Intron

◘ Abb. 6.4 Translation von RNS zu Proteinen im Ribosom (Heiko Herwald)

◘ Abb. 6.5 Verwendung von Antibiotika in Krankenhäusern 2015 ► https://ecdc.europa.eu/en/publications-data/summary-latest-data-antibiotic-consumption-eu-2016

◘ Abb. 7.1 Lechuguilla-Tropfsteinhöhle bei Carlsbad in New Mexico ► https://www.flickr.com/photos/andrewmalone/6617137515

◘ Abb. 7.2 Anteil Cephalosporin-resistenter Klebsiella pneumomina Stämme in Europa ► https://ecdc.europa.eu/en/publications-data/antimicrobial-resistance-surveillance-europe-2015

◘ Abb. 7.3 Transfer von Resistenzgenen ► https://pixabay.com/en/bacterium-nucleoid-cytoplasm-cell-307660/ und ► https://pixabay.com/en/virus-bacteriophage-biology-disease-149183/

◘ Abb. 7.4 Inhibierung von Antibiotika ► https://pixabay.com/en/bacterium-nucleoid-cytoplasm-cell-307660/

◘ Abb. 8.1 Struktur von zwei Toll-Rezeptoren, die einen Komplex bilden ► https://commons.wikimedia.org/wiki/File:2z7x.jpg

◘ Abb. 8.2 Präsentation von phagozytierten bakteriellen Proteinfragmenten auf der Zelloberfläche ► https://commons.wikimedia.org/wiki/File:Figure_04_04_04.jpg

◘ Abb. 8.3 Präsentation von intrazellulären viralen Proteinfragmenten auf der Zelloberfläche ► https://commons.wikimedia.org/wiki/File:Figure_04_04_04.jpg

◘ Abb. 8.4 Austritt von Neutrophilen ins infizierte Gewebe ► https://commons.wikimedia.org/wiki/File:1906_Emigration.jpg

◘ Abb. 8.5 Blutgefäße des Menschen ► https://commons.wikimedia.org/wiki/File:Meyers_b3_s0084a.jpg

◘ Abb. 8.6 Verzweigung von Blutgefäßen ► https://commons.wikimedia.org/wiki/File:Capillaries.jpg

◘ Abb. 10.1 Entwicklung der Kosten für die komplette Entschlüsselung eines humanen Genoms (2001–2015) ► https://en.wikipedia.org/wiki/Genome_Project-Write#/media/File:Cost_per_Genome.png

◘ Abb. 10.2 Hyperimmune und hypoimmune Abwehrreaktionen des Körpers (Heiko Herwald)

◘ Abb. 11.1 Vergabe des Ordens für Zivilcourage an Frances Oldham Kelsey (1960) ► https://commons.wikimedia.org/wiki/File:FDA_History_-_Dr._Kelsey_and_John_F._Kennedy.jpg

◘ Abb. 12.1 Konrad Reinhart und Margaret Chan ► https://twitter.com/WorldSepsisDay/status/847395953417928704

◘ Abb. 12.2 Strukturformel von Colistin ► https://en.wikipedia.org/wiki/Colistin

◘ Abb. 14.1 Leere Büchse ► https://pixabay.com/en/toxic-waste-barrel-broken-empty-2089779/

Stichwortverzeichnis

A

Abwehrreaktion
- hyperimmune 107
- hypoimmune 107

Acremonium chrysogenum 68
Actinomycin 46
AIDS 20
Algen 12
Alibekov, Kanatzhan 61
Aminosäure 17, 23, 70
Anthrax 53, 54, 60
Antibiotika 3, 21, 24, 36, 46, 66, 98, 131
Antibiotika-resistente Keime 41
Antibiotikaresistenz 77
Antigen 87
antiinflammatorische Signale 106
Antikörper 17, 86
Antimykotika 24
Apollon 28, 36
Arbeitsgemeinschaft Blitzableiter 56
Archaeen 10, 12
Artemis 28
Asklepios 36
Aulus Cornelius Celsus 29, 89
Autoimmunkrankheit 88

B

Bacillus
- *anthracis* 32, 33, 54
- *simplex* 22
- *subtilis* 57

bakterielle Meningitis 96
Bakterien 6, 9, 12, 21, 66, 79, 84
Behandlungsmethoden 98
Behring, Emil von 33
Beutler, Bruce 85, 86
biologischer Kampfstoff 50
Biomarker 105
Biopreparat 61
Bioterrorismus 62
Biowaffenkonvention 60, 61
Blair, Tony 102
Blome, Friedrich Ludwig Kurt 56
Blutdruckstabilisierung 98
Blutgefäße 94
Blutgerinnsel 95
Bluttransfusion 98
Blutvergiftung 6, 40

Bone, Roger C. 90
Bordetella pertussis 32
Breitbandantibiotika 43
Brunkhorst, Frank 123
Burkholderia mallei 53

C

Campylobacter 131
Chimäre 61
Chloroplasten 13
Cholera 31, 38, 54
Chromosom 69, 79
Clinton, Bill 102
Clostridien 23, 33
Clostridium tetani 43
Code
- genetischer 10, 16, 70

Colistin 126
Collins, Francis 102
Conquistador Francisco Pizarro 51
Contergan 112
Corynebacterium
- *jeikeium* 22
- *striatum* 22

Cyanobakterien 10, 12
Cytoplasma 17

D

Deutsche Antibiotika-Resistenzstrategie (DART)
    Initiative 127
Deutsche Sepsis Gesellschaft 123
Deutsche Sepsishilfe e.V. 123
DNS-Doppelhelix 18
DNS-Replikation 68
Drotrecogin alfa 108, 115

E

Ebola 20, 36, 61
Effluxpumpe 81
Ehrlich, Paul 33
Einheit 731 54
Endosymbiontentheorie 12
Epidemie 28
Erdatmosphäre 10
Erster Weltkrieg 52
Erythromycin 72, 73
Escherichia coli 21, 68, 78, 126

Eubakterien 23
Eucyten 12
Eukaryoten 46, 67, 69
Europäische Union 62, 122
Exon 71

F

Fasziitis
– nekrotisierende 96
FDA 112
Firmicutes 22
Fleming, Alexander 48
Fluorchinolone 69
Freiberg, Hedwig 49
Fusobakterien 23

G

Gefahrentheorie 84
genetischer Code 10, 16, 70
Gen-manipulierte Viren 61
Genom
– humanes 102
– von Mikroorganismen 61
Genomik 103
Gentamicin 73
Gilgamesch 28
GKV-Spitzenverband 115
Global Guidelines for the Prevention of
    Surgical Site Infection 130
Global Sepsis Alliance 124
Gram, Hans Christian Joachim 67
Gram-Färbung 67
Grönert, Hubert 123
Gyrase 69, 81

H

H1N1-Viruspartikel 16
Haemophilus influenzae 23
Hata, Sahachiro 48
Hazen, Robert 11
Hefen 6, 13, 16, 23, 66, 86
Hegar, Ernst Ludwig Alfred 40
Henning, Thomas 9
Himmler, Heinrich 56
Hippokrates 29, 31, 89
Hippokratischer Eid 37
Hirnhautentzündung 96
Hitler, Adolf 56
Hoffmann, Jules 85
HUGO (Humanes Genomprojekt) 102

humanes Genom 102
Hygiene 36, 42, 130
hyperimmune Abwehrreaktionen 107
hypoimmune Abwehrreaktionen 107

I

Immunität
– angeborene 85
– erworbene 86
Immunsystem 13, 23, 24, 84
Impfung 21, 42, 45, 89, 118
Infektion
– nosokomiale 36
inflammatorische Signale 106
Intron 71

J

Janeway, Charles A. 84
Jenner, Edward 44

K

Kambrische Explosion 13
Kampfstoff
– biologischer 50
Keime
– Antibiotika-resistente 41
– multiresistente 130
Kelsey, Frances Oldham 112
Kennedy, John F. 112
Key Opinion Leader 122
Kindbettfieber 40
Kinderlähmung 42
Klebsiella 23, 67, 78, 127
klinische Studien 104, 114
Koch, Robert 32, 49
Kuhblattern 45

L

Laktobazillen 23
Lechuguilla-Tropfsteinhöhle 76
Leeuwenhoek, Anton van 30
Leitlinien 98
Lepra 36
Lister, Joseph 33
Listerien 33
Lobbyisten 122
Löffler, Friedrich 32
Lymphknoten 36

M

Makrophagen 31, 86, 88
Medizin
– personalisierte 104
Meningitis
– bakterielle 96
Metabionta 12
Methicillin 70, 78
Methicillin-resistenter Staphylococcus aureus
    (MRSA) 36, 70, 119
Metschnikow, Ilja Iljitsch 31
Miasmentheorie 31, 34
Mikroben 6
Mikroorganismen 6, 10, 13, 21, 28, 84
Milzbrand 32
Mitochondrien 12, 13
Montagu, Lady Mary 44
Moraxella catarrhalis 22
Multiorganversagen 95, 99
multiresistente Keime 130
Mureinhülle 67
Mycobacterium tuberculosis 33, 57
Mykose 24

N

Nadolny, Rudolf 53
Nalidixinsäure 69
nekrotisierende Fasziitis 96
Neutrophile 86, 87, 93
Nietzsche, Friedrich 3
Niobe 29
Nixon, Richard 60, 102
nosokomiale Infektion 36
Nürnberger Prozesse 59

O

Obama, Barack 102
Operation Sea Spray 57
Operation White Coat 57

P

Pandemie 36
Pandora 2, 134
Paracelsus 30, 66
Pasechnik, Wladimir 60, 61
Pasteur, Louis 33
Penicillin 24, 48, 66
Penicillin G 68
Penicillin-bindende Proteine 81

Penicillium
– *chrysogenum* 24
– *notatum* 48
personalisierte Medizin 104
Pest 28, 34, 51, 54
Pettenkofer, Max von 32, 38
Phagozytose 31
Pharmaindustrie 3, 112, 123
Philippus Aureolus Theophrastus Bombastus von
    Hohenheim 30
Phipps, James 45
Photosynthese 11, 12, 24
Pilze 13, 16, 23
Plasmide 79
Pocken 36, 43, 51, 61
Poliomyelitis 42
Polymyxin 127
Post-marketing-Studie 115
Präventionsmaßnahmen 130
Präzisionsmedizin 104
Precision Medicine Initiative 102
Prokaryoten 66
Propionibacterium acnes 22
Proteine 17, 70, 86
– Penicillin-bindende 81
Protoplanet 8
Protozelle 10
Pseudomonas aeruginosa 23

Q

qSOFA-Test 91, 131
Quarantäne 34, 36

R

Reinhart, Konrad 92, 123
Reserveantibiotika 73, 126
Resistenzgene 80
Ribonukleinsäure 10, 17
Ribosomen 70
Rifamycin 70
Rizin 63
RNS-Strang 19
RNS-Synthese 68
Rosen, Otto Karl von 53

S

Salmonellen 68
Salvarsan 48
Schatz, Albert Israel 47
Schmalspektrumantibiotika 73

Schottmüller, Hugo 89
Schwämme 12
Selbstschutz 130
Selektionsdruck 79, 82
Semenov, Dmitry 9
Semmelweis, Ignaz Philipp 40
Sensi, Piero 70
SepNet 123
Sepsis 6, 23, 25, 29, 73, 84, 89
Sepsis Stiftung 123
Sepsis-1-Definition 90
Sepsis-2-Definition 90
Sepsis-3-Definition 90
Sepsis-related organ failure assessment score, 66
Serratia marcescens 57
Shewanella violacea 22
Shirō, Ishii 54
Signal
– antiinflammatorisches 106
– inflammatorisches 106
SIRS (Systemic Inflammatory Response Syndrome) 90
SOFA-Kriterien 91
Spitzenverband Bund der Krankenkassen 115
Stakeholder 122
Staphylococcus
– *aureus* 22, 23, 36, 68, 78
– *aureus*, Methicillin-resistenter 36
– *epidermidis* 22
– *pasteuri* 22
Streptococcus
– *pneumoniae* 23, 67, 78
– *pyogenes* 23, 68
Streptomyces
– *cattleya* 68
– *niveus* 70
Streptomycin 47, 72
Surviving Sepsis Campaign 98
Systembiologie 103
Systemic Inflammatory Response Syndrome 65

T

Tetracyklin 72
Thalidomid 112
Theia 8
Thermus aquaticus 22

Thucydides 43
Tierhaltung 126
Timbal, Maria Teresa 70
Titus 38
Toll-Rezeptoren 85
Tuberkulin 49
Typhus 31, 54
T-Zellen 89

U

Urzelle 10

V

Vancomycin 68, 73, 81
Variolation 44
Venter, Craig 102
Verbrauchskoagulopathie 95
Vespasian 38
Vibrio cholerae 38, 54
Viren 6, 16, 79
– Gen-manipulierte 61
Vuillemin, Jean Paul 46

W

Waksman, Selman 46
WHO 20
Willoughby, Charles Andrew 55
World Sepsis Days 124

X

Xigris 108

Y

Yersin, Alexandre Émile Jean 34
Yersinia pestis 29, 34, 54

Z

Ziegler, Ernst 89
Zweiter Weltkrieg 54